건강하게 오래 사는
기적의 장수 식사법

건강하게 오래 사는
기적의 장수 식사법

초판 1쇄 발행 2026년 2월 25일

지은이 염혜진
편집인 옥기종
발행인 송현옥
펴낸곳 도서출판 더블:엔
디자인 마망

출판등록 2011년 3월 16일 제2011-000014호
주　　소 서울시 강서구 마곡서1로 132, 301-901
전　　화 070_4306_9802
팩　　스 0505_137_7474

이메일 double_en@naver.com
ISBN 979-11-93653-42-5 (03510)

식품영양학과 석사 출신 현직 약사가 알려주는

건강하게 오래 사는
기적의 장수 식사법

• 염혜진 지음 •

더블:엔

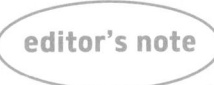

장수 식사법의 기적을 만나보세요

우리는 건강할 때 건강의 중요성을 잘 모르고 살아갑니다. 그뿐인가요? 공기, 물, 사랑, 젊음 등 늘 내 곁에 있을 것 같고, 내가 장착하고 있을 때는 그 소중함을 거의 모른 채 살아갑니다. 저는 사십대 중반이 넘어가면서 하나씩 하나씩 신호가 오기 시작했습니다. 장점이라고 생각한 적이 한 번도 없었던 머리카락인데 빠지기 시작하고 흰머리가 늘어나니 그제서야 숱많고 새까만 머리카락이 나의 장점이었구나 깨달았지요. (마흔둘에 아이 낳고 몇 년 후, 아이랑 외출하면 손자냐는 이야기를 여러 차례 듣다가 어쩔 수 없이 염색의 세계로 진입했다는 슬픈 이야기는 슬픔도 아니고요) 허리가 아파서 침대에서 일어날 때 30초 걸리는 경험을 하고 나서야 몸의 중심은 허리였구나 알게 되었고, 작은 글자가 잘 안 보이고 작은 소리는 잘 안 들리게 되면서 드디어 젊음이 떠나가고 우리 부모님 세대 쪽으로 기울어지고 있음을 매일매일 느끼며 살아가고 있습니다. 가졌을 때는 정말 잘 모릅니다. 조금씩 잃어가고 아프면서 우리는 조심하고, 건강을 챙기게 되는 것 같습니다.

이 책은 10년 전의 저처럼, 내 몸이 좀 이상해요, 늙어가나 봐요! 하는 분들부터 현재의 저처럼 이제는 넘어지면 안 돼, 운동도 살살, 질 좋은 수면과 식습관도 신경쓰는 50대 이후의 중장년, 건강한 노년을 위한 책입니다. 물론 더 젊을 때부터 읽으면 너무 좋지요. 90대에 50대의 외모를 자랑하는 '우주 최강' 비현실적 '동안' 이길여 가천대 총장님만큼은 못 되더라도 좋은 식습관과 생활 습관을 장착하면 젊은 노년이 가능해지니까요.

책을 만들며, 끄덕끄덕, 재밌게 공감하며 진행했습니다. 저는 조심조심 골골 100세도 괜찮다고 생각합니다. 마음도 몸도 조금씩 건강하고 평안하게 그렇게 즐겁게 살아갈 수 있도록 이 책이 곁에서 나침반이 되어줄 수 있기를 바랍니다.

우리, 장수 식사법의 기적을 경험하면서 함께 건강하게 살아요!

편집장 송현옥

100세 시대,
건강하게 천천히 나이 드는 기적

우리나라가 빠르게 늙어가고 있습니다.

고령화 시대를 살면서 우리에게 무엇보다 필요한 것은 천천히 나이 들며 건강하게 오래 사는 것입니다. 평균 수명이 길어지면서 긴 세월 전혀 병에 걸리지 않기를 바라기는 어렵지만, 노화의 진행과 함께 질병과 더불어 살더라도 최대한 건강하고 행복하게 사는 것이 중요합니다. 병이 있더라도(有病) 적극적으로 자신의 몸을 돌보고, 노화가 축적되어 노쇠로 가는 것을 막아 오래 사는 것(長壽), 즉 유병장수를 위한 대책이 필요합니다.

여기서 '노화'와 '노쇠'의 차이를 알아보면, **노화(aging)**는 나이가 들어감에 따라 신체적, 인지적 기능이 점차 저하되는 과정을 말합니다. 누구나 겪는 정상적인 과정이라서 예외는 없습니다. 저도 가끔 냉장고 앞에서 '내가 지금 여기 뭘 가지러 왔지?' 생각할 때가 있는데요. 자연스러운 과정이긴 하지만 서글퍼지기도 합니다.

한편 **노쇠(frailty)**는 노화 축적에 의한 결과로, 신체 기능이 크게 떨어져 일상생활에 지장을 줄 정도로 건강이 악화된 상태입니다. 노쇠의 대표적인 증상으로 식욕이 없고, 무기력하며, 기억력이 떨어지고, 체중이 감소하는 등의 증상을 들 수 있는데, 이는 노화 과정에서도 나타날 수 있는 증상이라서 노화와 노쇠의 구분이 쉽지 않습니다.

우리나라 통계청 발표 자료에 따르면, 2030년에는 65세 이상 인구가 25.3%, 2072년에는 47.7% 정도로 예상된다고 하는데요. 제가 약국에서 약사로 일하면서, 노년층을 대상으로 강의도 자주 나가다 보니 현장에서 마주치는 어르신들을 단지 나이 기준으로 똑같이 '노인'이라고 보면 안 된다는 생각이 들었습니다. 강의장에서 마주치는 어르신들은 원래 나이보다 더 건강하고 활기차게 살고 계신 듯 보이고, 약국에 환자로 오신 어르신들은 자기 나이보다 더 활동성도 떨어지고 힘들어 보이는 경우가 많았기 때문입니다.

똑같은 나이의 어르신이어도 코로나 바이러스를 이겨내고 별 탈 없이 지내는 분도 있지만, 제 친구의 아버님처럼 코로나 바이러스 치료로 입원하셨다가 폐렴으로까지 발전해 돌아가신 분도 계십니다. 즉 노쇠한 사람은 몸이 아프거나 큰 스트레스를 받으면 스스로 이겨내지 못해 큰 병으로 발전하기 쉽다는 겁니다.

세계보건기구(WHO: World Health Organization)가 발간한《WHO ICOPE(노인을 위한 통합관리)》에는 **건강노화(healthy ageing)**라는 개념이 나오는데요. 이는 노인의 웰빙을 가능하게 하는 내재적 능력과 기능적 능력을 개발하고 보존하는 과정을 말합니다. 말이 좀 어렵지요? 한마디로 내재적 능력은 개인이 신체적, 정신적으로 자기 안에서 끌어내는 능력의 총합이고, 기능적 능력은 건강하게 살기 위해 스스로 할 수 있는 일을 가능하게 하는 능력입니다.

93세에 돌아가신 제 외할머니는 식사도 곧잘 혼자 하시고, 운동도 하시고, 기억력도 좋으셔서 100세 이상 사실 줄 알았습니다. 그런데 어느 날 버스에서 내리는 할머니를 못보고 급출발한 버스 때문에 다리를 다치셨고요. 그 후 인공 관절 수술을 하시고 몸 상태가 급격하게 나빠졌습니다. 결국은 할머니 스스로 움직이기 힘들어지면서 정신까지 혼미해지셨습니다. 내재적 능력과 기능적 능력이 같이 가지 않으면 건강한 노화가 힘들다는 사실을 그때 깨달았습니다.

노인이지만 아직 기능이 좋을 때는 본인의 신체적 역량을 꾸준히 유지하고 노쇠를 예방하는 일이 중요합니다. 한편 노쇠 전 단계라면, 줄어든 신체적 기능을 회복하고 낙상, 뇌졸중 발생을 예방하는 것도 중요합니다. 하지만 신체적 역량이 너무 줄어 이미 노쇠 상태가 진행된 후에는 예전의 기능을 보완하고 유지할 수 있는 서비스 혹은 환경적 도움이 필요합니다.

이를 위해 생활 습관 관리나 마음 관리, 운동 관리 등 여러 가지 방법이 있겠지만 저는 이 책에서 식사 관리에 대한 것을 중점적으로 다룰 것입니다. 어르신들이 다양한 질병에 노출되고 건강 관리에 어려움을 겪을 때 영양제, 약 그리고 식품을 통해 건강한 노화를 돕고 노쇠로 가는 길을 막을 수 있다고 생각하기 때문입니다.

전작《현직 약사가 알려주는 영양제 특강》에서는 영양제 바르게 먹는 법에 대한 내용을 다루었고, 《이 약 같이 먹어도 돼요?》는 약국에서 살 수 있는 일반의약품의 선택을 돕겠다는 취지로 책을 썼습니다. 이번 책은 그 마무리로 식품에 대한 내용을 다룹니다.

저는 대중들을 대상으로 약과 영양제에 대한 강의를 많이 하는데요. 영양학 석사로서의 영양학적 지식과 약학자로서의 경험을 살려 영양소를 식품으로 보충할 수 있다고 강의 중에 말씀은 드리지만, 짧은 수업 시간 동안 자세히 다루지 못한 아쉬움이 늘 남았습니다.

이 책의 첫 장에서는 장수를 위한 장수 식사법의 개념을 알아보고 우리가 알고 있는 식사 상식이 맞는지 기본부터 짚어봅니다.

두 번째 장에서는 질환별로 대상을 분류해 식사의 구성을 자세히 살펴봅니다. 질환이 있으시다면 두 번째 장을 먼저 보셔도 좋습니다. 세 번째 장에서는 실제로 식품군별로 어떤 제품을 어떻게 고를지 구체적으로 다룹니다. 단순히 콩을 많이 먹어라 가 아닌 어떤 콩을 먹는 것이 좋은가? 제가 비교해서 알려드립니다.

물론 앞에서 말했듯 식사가 전부는 아닙니다. 각자의 유전자, 환경, 스트레스, 수면, 독소 노출 등 다양한 요인들이 개개인의 건강에 영향을 미칩니다. 하지만 여러 요인 중 내가 조절하여 다스릴 수 있는 것을 위주로 천천히 습관을 바꾸고 식사를 바꾸다 보면 반드시 건강으로 빠르게 다가갈 수 있을 것이라 믿습니다.

100세 시대! 아프지 말자는 건 거짓말이고, 조금이라도 덜 아플 때 저와 함께 건강 앞으로 한 걸음 더 빠르게 다가가 볼까요?

작가 염혜진

contents

PART 2 질환에 따른 장수 식사법

PART 3 식품군별 건강 정보와 식재료 선택법

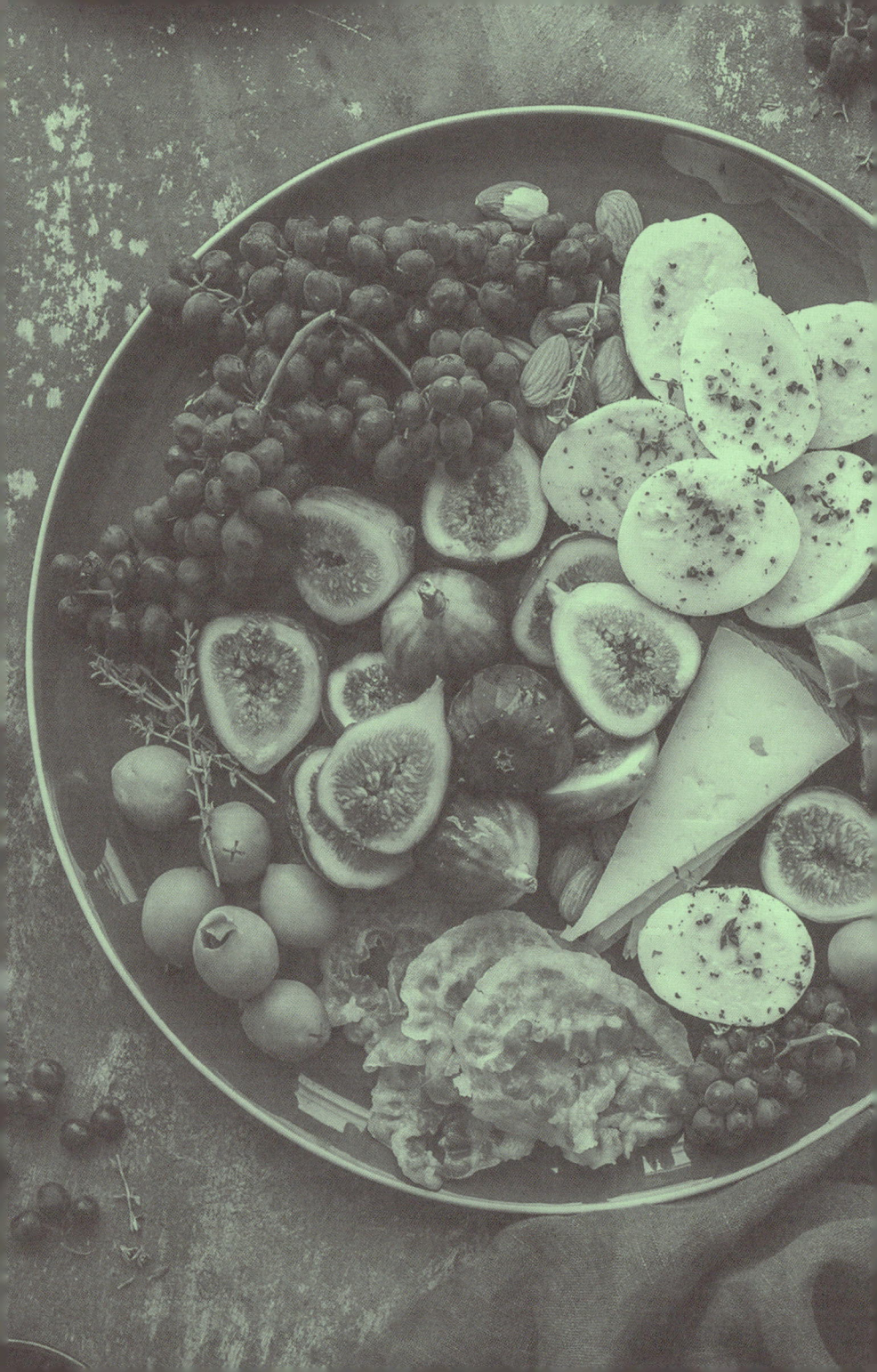

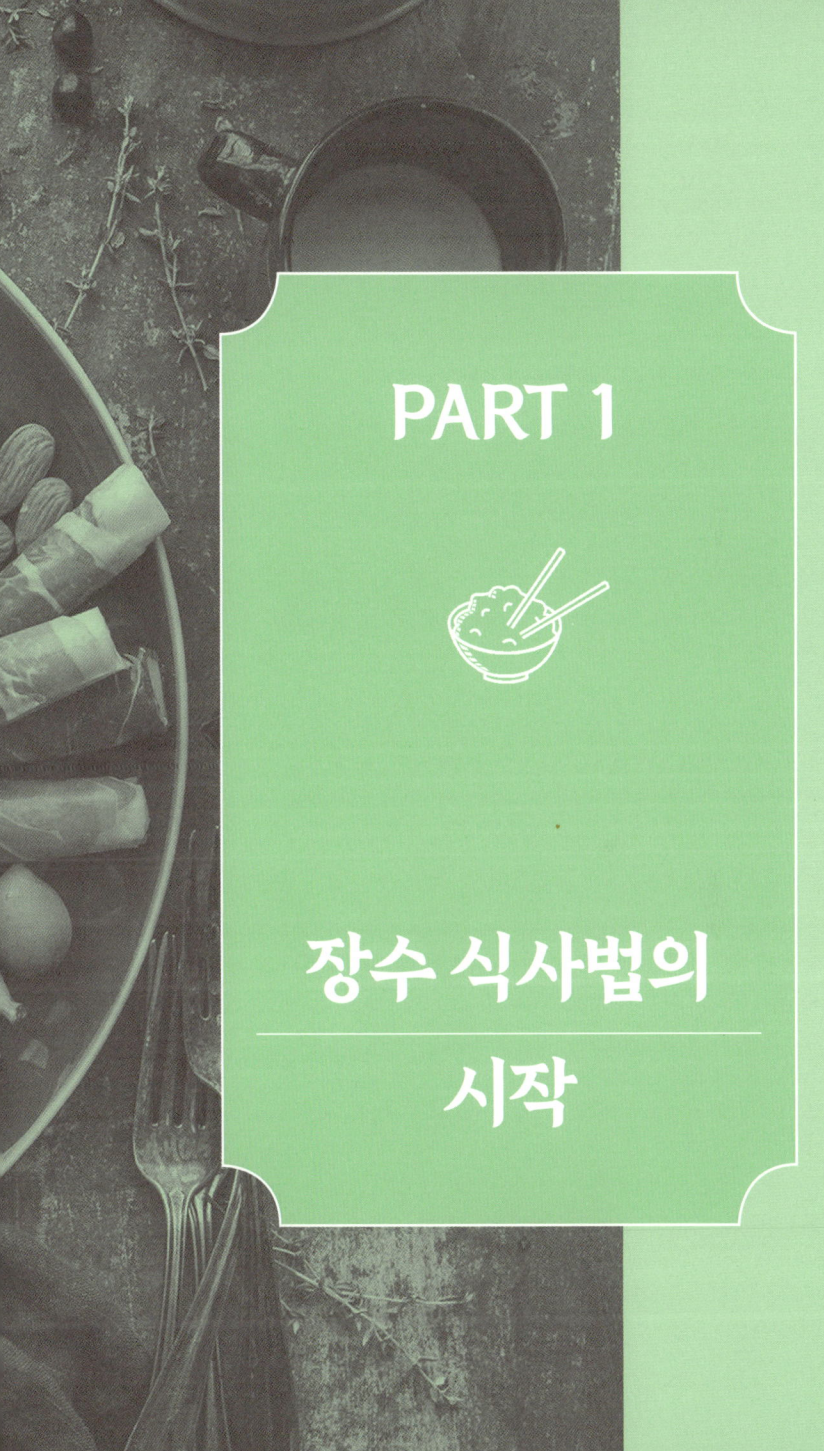

PART 1

장수 식사법의

시작

장수 식사법,
누가 시작해야 좋을까?

최근, 처음 참석한 몇몇 모임에서 저는 깜짝 놀랐습니다. 절대 그 나이로 안 보였는데 통성명을 하다 보니 나이가 50~60대인 분들이 많으시더라고요. 제가 평소에 만나는 분들은 딱 자기 나이로 보이는 경우가 많았거든요. 그 차이점이 무엇일까요?

대화를 나누며 자연스레 알게 된 사실은, 젊어보이는 그 분들은 달리기나 필라테스 등 규칙적으로 운동을 하거나, 집밥을 정성스럽게 차려 드시거나, 식사와 더불어 영양제 등 먹거리 관리를 잘 하시는 분들이라는 것이었습니다.

노년 내과 교수님 덕에 저속노화 열풍이 불면서 세대와 관계없이 조금 더 건강하게 챙겨 드시려는 분들도 많지만, 아직도 시간에 쫓겨 한끼 먹는 것조차 힘든 사람들도 많습니다. 또한 저속노화 식사, 지중해석 식사, 대시 식사 등 수많은 건강 식사법의 경우 정말 관심 있는 사람이나 전문가 외에는 생소하기도 하고 어떻게 먹어야 하는지 구별하는 것도 어렵습니다.

도대체 건강한 장수는 어떤 분들이 하는 것일까요?

제가 흥미롭게 본 기사 중 더중앙플러스(joongang.co.kr)에서 연재한 〈100세의 행복〉 시리즈가 있는데요, 여기에 100세를 넘기거나 100세 가까운 저명인사들의 식사가 공개되었습니다. 말아 먹는 식사는 나쁘다는 상식을 깨고 꼭 나박 물김치에 밥을 말아 드시는 김형석 교수님, 티라미수 한 조각을 점심으로 드시는 조완규 서울대 전 총장님도 나왔습니다. 물론 이 기사들에는 장수인들의 식사법 뿐 아니라 생활 습관들도 소개되었는데요. 장수를 식사 하나로만 파헤치기엔 복합적인 요소들도 많고, 유전도 무시할 순 없습니다.

그래서 제가 각 챕터에서 소개하는 장수 식사법은 특별히 무엇을 어떻게 먹어야 한다기보다는 나쁜 것만이라도 줄이거나 끊고, 나이 혹은 질병 상태에 따라 식사 구성을 조금씩 달리해 자신에게 맞는 식사를 찾으라는 의미로 해석하면 됩니다. 꼭 특정 음식을 먹고 그것을 지키지 않으면 잘못되는 것은 아니라는 말입니다.

저는 이 책의 주 대상을 크게 신중년이라 부르는 50~64세와 노년이라 부르는 65세 이상을 기준으로 삼았습니다.

신중년기란 50~64세를 일컬으며, 중년기를 지나 노년을 대비하는 시기로 신체적, 정서적, 사회적 측면에서 많은 변화가 이루어지는 시기입니다. 이 시기에는 만성질환의 위험도가 증가하고 갱년기에 접어드는 등 신체적인 변화를 경험하게 됩니다. 또한 배우자와 사별하거나 자식을 독립시키고 오는 우울증 등 정서적 변화는 물론 조기 은퇴 혹은 은퇴를 대비하는 시기이기도 합니다.

「노인장기요양보험법」 제2조(정의) 제1호에서는 「"노인등"이란 65세 이상의 노인 또는 65세 미만의 자로서 치매·뇌혈관 질환 등 대통령령으로 정하는 노인성 질병을 가진 자를 말한다」로 규정하고 있습니다. 《한국인 영양소 섭취기준》(한국영양학회)에서는 노년기는 2단계로 구분하여 65~74세와 75세 이상으로 구간을 분류하기도 하지만 보통은 65세 이상을 노인으로 봅니다.

여기서는 신중년과 노인을 대상으로 한 식사를 장수 식사법으로 일컫지만 50세 이전 더 이른 나이부터 준비하셔도 좋은 식사법이니 편한 방식으로 실천해 보셔도 좋겠습니다.

다음 장으로 넘어가기 전에 자신의 현재 영양 상태가 어떤지 알고 싶다면 식품의약품안전처 식품안전나라 사이트에서 영양지수 프로그램으로 이동하여 본인이 직접 영양지수를 파악할 수 있습니다.

영양지수 체크리스트는 필요한 식품을 다양하게 먹는지 '균형'에 대한 내용, 건강에 좋지 않은 식품을 적게 먹는지 '절제'에 대한 내용, 건강하고 안전한 식행동을 실천하는지 '실천'의 항목으로 구성되며 취학전 어린이, 학령기 어린이, 청소년, 성인, 노인 등으로 연령을 구분합니다. 단, 영양지수 테스트는 65세 이상의 경우 조금 길게 느껴질 수 있어 옆 페이지에 수록한 테스트가 좀 더 편할 수 있습니다.

(MNA-elderly.com에서 다운로드 가능)

MNA(Mini Nutritional Assessment: 미니 영양 평가)라는 도구가 있는데요. 네슬레와 노인의학 연구가들이 노인의 영양 상태를 간단하고 빠르게 평가하기 위해 만든 도구입니다. 여기 소개된 **MNA-SF(Mini Nutritional Assessment-Short Form)**는 MNA에서 핵심 항목만을 추려서 더 짧게 만든 것으로, 노인을 대상으로 영양 불량 위험을 신속하게 파악할 수 있도록 설계되었습니다.

주요 평가 항목에는 식욕 변화, 체중 감소, 신체활동, 최근 급성 질환 여부, 신경·정신 문제, 체질량지수(BMI) 등이 포함되어 있습니다. MNA-SF는 보통 10~15분 이내에 평가가 가능하며 12~14점은 정상, 8~11점은 영양 불량 위험, 7점 이하는 영양 불량으로 판정합니다. (도구에 따라 세부 기준은 약간 다를 수 있습니다)

MNA-SF 항목	점수	내 점수
지난 3개월간 밥맛이 없거나 소화가 잘 안 되거나, 씹고 삼키는 게 어려워 식사량이 줄었나요?	0 = 많이 줄었다 1 = 어느 정도 줄었다 2 = 변화 없다	
지난 3개월 동안 몸무게가 줄었나요?	0 = 3kg 이상 감소했다 1 = 모르겠다 2 = 1~3kg 감소했다 3 = 변화 없다	
집밖으로 외출할 수 있나요?	0 = 외출 불가, 침대나 의자에서만 생활 가능 1 = 외출 불가, 집에서만 활동 가능 2 = 외출 가능, 활동 제약 없다	
지난 3개월 동안 많이 괴로운 일이 있었거나, 심하게 편찮으셨던 적이 있습니까?	0 = 예 1 = 아니오	
신경정신과적 문제	0 = 중증 치매 또는 우울증 1 = 경증 치매 2 = 없음	
체질량지수(BMI) : 체중(kg)/신장(m)^2 *만일 키, 몸무게 측정 불가시 종아리 둘레 측정 (단, BMI 혹은 종아리 둘레 중 하나만 측정)	0=BMI〈19 1=19≤BMI≤21 2=21≤BMI≤23 3=BMI≥23 종아리 둘레 31cm 미만은 0점 31cm 이상은 3점	
종합 합계	12~14점 : 정상 8~11점 : 영양 불량 위험 있음 0~7점 : 영양 불량	

체중계,
웨어러블 기기와 친해지기

혹시 지금 자신의 체중을 대략적이라도 얼마인지 아시나요? 앞에 나온 영양 평가 도구에서도 '지난 3개월간 몸무게가 줄었나요?'라는 항목이 있습니다. 가끔 살이 쪄서 체중계에 올라가기도 싫다는 분들도 있는데 이럴수록 자신의 체중을 더 잘 알아야 합니다.

몸무게의 변화는 여러 가지를 말해주는 지표입니다. 몸무게를 주기적으로 재야 살이 빠지고 있는지 늘고 있는지 확인하기 쉽습니다.

무조건 살이 빠지면 좋다고 생각하시는 분들도 많지만, 사실은 살이 빠지는 것이 살이 찌는 것보다 조금 더 위험합니다.

소화불량이거나, 치아나 잇몸 치료 때문에 식사량이 줄거나, 스트레스 때문에 덜 먹어서 빠졌다면 그래도 양호합니다. 작정하고 운동을 열심히 해서 빠졌다면 그것도 납득할 만하지요. 하지만 이유 없이 살이 빠지고 있다면 암 혹은 대사성 질환 때문일 수도 있으니 반드시 병원 진료를 통해 그 원인을 찾아야 합니다.

물론 1kg 빠진 것 때문에 걱정할 정도는 아니고요. 대략적인 기준은 3~6개월 사이에 평상시 본인 체중의 5% 이상 빠졌다면 반드시 진료를 보세요. (예를 들면, 평소 60kg인 사람이 별다른 생활 습관의 변화도 없는데 6개월 내 57kg 이하가 된 경우처럼 5% 이상 체중 감소)

특히 초기에 체중 감소, 피로 외에 별다른 증상을 보이지 않는 질병 중 암이 있습니다. 암세포는 정상 세포보다 빨리 자라, 그만큼 많은 영양분이 필요한데요. 암세포가 체내의 단백질과 탄수화물을 빼앗아 자라다 보니 암세포가 커질수록 체중이 감소하게 됩니다.

또 본인은 모르지만 당뇨가 있는 경우도 체중 감소가 나타납니다. 당뇨는 인슐린 합성과 분비에 문제가 생겨 포도당이 에너지원으로 이용되지 않고 빠져나가다 보니, 에너지 고갈 현상이 생기고, 근육의 단백질을 에너지로 대신 사용하는 과정에서 체중이 감소할 수 있습니다. 체중 감소와 더불어, 물을 많이 마시고, 소변을 많이 보며, 많이 먹는 '삼다(三多)' 증상은 전형적인 당뇨의 증상이니 더욱 병원에 가봐야 합니다. 그 외에도 신경성 식욕부진증, 갑상선 기능 항진증, 결핵 등에 의해 체중이 감소할 수 있습니다.

체중 증가는 대부분 잘못된 식습관, 생활 습관 등이 원인인데요. 다낭성 난소 증후군과 쿠싱 증후군은 이유 없이 살이 찌는 원인이기도 합니다.

비정상적인 월경, 다모증, 여드름이 동반되고 체중이 증가한 여성이라면 다낭성 난소 증후군을 의심해봐야 합니다. 다낭성 난소 증후군 환자의 약 50%가 비만을 동반하는 것으로 알려져 있는데, 다낭성 난소 증후군은 불임, 당뇨병, 자궁내막암 등 각종 질환의 위험인자이므로, 주기적인 관리와 치료가 필요합니다.

한편 쿠싱 증후군은 당질 코르티코이드(코티솔, 스테로이드 호르몬)이 과도하게 생성되어 발생하는 질환인데요. 얼굴이 동그랗게 붓고 목, 어깨, 배 등에도 피하지방이 과도하게 축적되며 체중이 증가합니다. 그밖에도 인슐린, 경구 혈당 강하제, 스테로이드제, 피임약, 항우울제 등 약으로 인해 체중이 증가하기도 합니다. 만약 약물 복용 후 체중이 증가했다면, 임의로 스스로 약을 끊지 말고 꼭 주치의와 상담하세요.

저는 하루에 한 번 체중을 잽니다. 아침 기상 후 화장실에 다녀와 잠옷을 입은 상태로 재는데, 물론 저처럼 매일 체중을 재지는 않더라도 적어도 일주일에 한 번, 최소 한 달에 한 번 정도 일정한 시간에 체중을 재는 것은 건강을 위한 좋은 습관입니다.

또 하나 친해지면 좋은 것이 바로 **웨어러블 기기**입니다. 웨어러블 기기 혹은 **웨어러블 디바이스**(wearable device)는 안경, 시계, 의복 등 착용 가능한 형태의 컴퓨터라고 보면 됩니다. 가장 대중화된 것은 핸드폰과 연동해 걸음수, 심박수, 수면 패턴 등을 체크할 수 있는 스마트 워치가 있습니다.

서울시에서는 '손목닥터9988'이라는 사업으로 스마트 폰이나 스마트 워치와 연동해 걸음수, 식단관리 등을 체크하고 포인트를 주는 제도도 시행하고 있습니다. 포인트를 모으는 재미도 있지만 걷기를 즐겁게 할 수 있는 계기를 마련해, 제 주위의 어르신들도 많이 참여하고 계십니다.

지속적으로 혈당을 관리할 수 있는 패치형 제품도 있습니다. 애보트(Abbott)의 프리스타일 리브레(FreeStyle Libre)2는 연속 혈당 모니터링 시스템으로, 사용자가 혈당 수치를 지속적으로 추적할 수 있게 도와줍니다. 작은 센서를 팔에 부착해 혈당 수치를 측정하며, 스마트폰 앱을 통해 실시간 데이터를 제공해 당뇨 환자의 혈당 수치 관리를 돕습니다. 최근 우리나라에서는 건강에 대한 관심이 증가하면서 당뇨환자 뿐 아니라 혈당 관리가 필요한 일반인들에게 혈당 스파이크를 다루는 건강 인플루언서들이 '프리스타일 리브레2'를 소개하면서 많이 알려졌습니다.

물론 이러한 혈당 측정기를 맹신해 이미 드시던 당뇨약 등의 약 복용량을 임의로 조절하거나 하는 행동은 위험합니다. 웨어러블 기기는 아직까지는 건강을 위한 보조 도구로서 참고용으로 사용하세요.

웨어러블 기기의 한계점은, 개인이 정확하게 사용하지 않아 부정확한 결과치가 나온다든가, 개인정보의 무분별한 수집과 해킹, 기기 특성상 충전하는 동안 지속적인 데이터 수집이 안 된다는 점 등이 있습니다. 무엇보다 웨어러블 기기를 모두가 갖고 있지 않고 정작 필요한 사람들에게는 보급이 어려운 점도 있지요.

건강해지기 위해 체중계나 웨어러블 기기와 친해지길 추천하지만, 참고는 하되 건강 문제가 의심된다면 본인 임의로 판단하지 마시고 반드시 의사나 약사와 상담을 통해 해결하세요.

물 많이 마시면
안 되는 사람 있다?

고기를 얇게 저며서 만든 포를 육포라고 합니다. 신랑이 가끔 운전하다가 졸려서 씹을 것이 필요하다고 육포를 먹을 때 저도 먹어보면, 맛은 있지만 짜서 건강식은 아닙니다. 이 육포를 우리 몸이라고 생각하니 바로 제가 육포 같은 몸을 가진 사람이었습니다. 뼈와 살은 있지만 마르고 근육과 수분이 부족한 몸. 그래서 그런지 자주 온몸 여기저기가 쑤시고 아팠습니다. 거기다가 가끔 두통이 생기면 참을 수 없이 아프고 어지러워 토하기도 했습니다. 물에 대해 공부하면서 신선한 물을 충분히 마시는 것은 노화를 늦추고 질병을 예방하는데 필수라는 사실을 깨달았습니다. 다행히 물 마시기의 중요성을 알고 의식적으로 물을 마시면서 두통은 사라졌습니다.

저는 약 4년 전부터 아침 기상 후 명상 전에 공복에 음양탕을 마십니다. 동의보감에는 물의 종류를 34가지로 분류하고 특성에 따라 어느 물이 우리 몸에 이로운 물인지, 어떤 특성이 어느 질병에 좋은지 적혀 있습니다.

생숙탕(生熟湯)은 음양탕으로도 불리며 소화불량, 변비에 효과가 있고 토할 때나 설사할 때 좋습니다. 심지어 만드는 법도 간단합니다.

뜨거운 물을 반 정도 먼저 넣고 나머지는 음(陰)의 기운인 찬물을 넣은 미지근한 물을 만듭니다. 뜨거운 물에 찬물을 섞으면, 뜨거운 물의 상승하는 기운과 찬물의 하강하는 기운이 만나 좋은 물이 된다고 하니 아주 간단하게 내 몸을 챙기는 방법입니다.

아침뿐 아니라 평소에도 물 마시기를 해야 하는데요. 물은 일반 식품처럼 권장량이 정해져 있지 않습니다. 세계보건기구에서 권장하는 하루 물 섭취량은 1.5~2L입니다. 500ml 생수병으로 3~4번 마셔야 하는 양입니다. 그 밖에도 몸무게의 0.03을 곱한 양을 마셔라, 체중 25kg 당 1리터는 마셔라 등 다양한 조언들이 있습니다.

보건복지부에서 발간한 《2020 한국인 영양소 섭취기준》에 따르면 우리 몸에 필요한 수분의 양을 하루 섭취 칼로리 당 대략 1ml로 정리했습니다. 이에 따르면 총 수분량은 50~64세의 남성 하루 2,200ml, 여성 1,900ml입니다. 한편 65세 이상의 남성이라면 하루 2,100ml, 여성은 1,800ml이 실제 필요한 수분의 양입니다. 그런데 음식으로 보충되는 수분의 양을 대략 하루 남성 1.2L, 여성 900ml 정도로 보기 때문에 실제로 물이나 음료 등으로 보충하는 수분의 양은 0.9~1L쯤 됩니다.

즉, 보통 물컵으로 네다섯 잔의 물 혹은 500ml 생수병으로 두 병쯤은 드시는 것이 좋다는 말입니다. 단, 처음부터 무리하게 물 섭취량을 늘리지 않습니다. 오랜 기간 카페인이나 당분이 든 음료를 섭취해 세포 속 물이 부족하다면 탈수 기간이 길어져 물이 세포 속으로 흡수되는 데도 적응 기간이 필요하기 때문이죠.

저는 민망하게도 하루에 물 한 컵도 잘 안 마셨기 때문에 500ml 생수병 하나도 먹기 힘들었습니다. 차차 양을 늘려서 1리터 이상을 먹기까지 시간이 많이 걸렸습니다.

먹는 시간도 중요합니다. 하루 종일 마셔야 하는 양이 1리터라면 천천히 여러 번에 나눠서 마셔야 합니다. 주의할 것은 아무리 물이 몸에 좋다고 해도 잠에 방해될 늦은 저녁에는 드시지 말기를 바랍니다. 소변을 참지 못하고 자주 깬다면 수면의 질에 방해 받을 수 있습니다.

우리의 건강 목표는 천천히라도 꾸준히 할 수 있는 방법을 찾는 것입니다. 텀블러를 들고 다니며 매일 수시로 물 먹기, 갈증 나기 전에 먹기가 중요한 것도 기억해주세요.

최재왕 저자는 책 《물의 나라》에서 사람의 건강에 좋은 물은 '깨끗하고 미네랄이 풍부한 약알칼리수'라고 정의했습니다. 그래서 우리가 사 먹는 생수 중 칼슘과 마그네슘 같은 미네랄 함량이 높은 생수를 좋은 물로 평가했고요. 또한 물을 많이 마시라는 의미는 커피, 탄산음료, 차 등으로 마시는 게 아니라 순수한 물을 마시라는 말입니다.

대부분의 건강한 성인은 물을 마시면 탈수를 예방하고 두통이나 근육통도 덜 생깁니다. 충분한 물 섭취는 고혈압, 고지혈증, 협심증, 기관지염, 감기 등에 염증 물질이나 염분을 소변으로 빼내 건강에 도움이 됩니다.

하지만 물을 많이 마시면 안 되는 사람도 있습니다. 간경화, 갑상선 기능 저하, 심부전, 신부전의 경우는 예외입니다. 간경화인 사람은 간경화로 인해 생긴 복수가 있는 경우, 다량의 물 섭취가 복수를 더 악화시킬 수도 있습니다. 갑상선 기능 저하증에는 부종이 잘 생기기 때문에 물을 마셔 부종이 심해질 수도 있습니다. 한편 심부전에는 심장 기능이 떨어진 상태라서 심장 펌프 기능이 저하되어 자칫 폐부종으로 연결될 수도 있습니다. 신부전의 경우 신장의 기능이 떨어져 부종이 더 많이 생길 수 있습니다. 즉, 부종이 생길 위험이 있는 질환을 가진 분들은 물 마시기를 더 많이 할 필요가 없다는 뜻입니다.

어떤 것이든 아무리 좋다고 해도 자신의 몸에 맞는 양의 조절이 필요합니다. 물도 예외가 아니란 점, 기억해 주세요.

나도 모르게 노출되는
독소와 중금속 멀리하기

내 몸에 나도 모르게 독소와 중금속이 쌓이고 있다?

부끄럽지만 저는 몇 년 전까지만 해도 독소나 중금속이 사람에게 미치는 영향에 대해 심각하게 생각해본 적이 없었습니다. 내담자들과 상담을 하다 보면 식사와 운동 습관도 완벽하고 영양제도 잘 챙겨 드시는데도 불구하고 이유를 알 수 없는 건강 문제가 있는 분들이 계셨고요. 그런 분 중 단지 신경이 예민한 사람이라고 생각했던 A는 기능의학 병원에서 모발검사를 하고 오더니 모발에서 수은 함량이 높게 나왔다고 했습니다. 평소 회를 즐기고 해산물을 좋아했는데 우울증과 팔다리 통증 등이 수은 중독 증상 중 하나란 것을 알게 되셨는데요. 저도 이런 사례를 접한 후 독소, 중금속이 우리 몸에 미치는 영향을 좀 더 살펴보게 되었습니다.

우리 몸의 독성물질은 크게는 내부 독소와 외부 독소로 나뉩니다. 영양소 분해 과정에서 자연적으로 생기는 활성산소나 노폐물 등은 내부 독소이며 호흡이나 피부, 소화기를 통해 들어오는 것들은 외부 독소라고 합니다. 외부 독소는 가구, 화장품, 옷을 만드는 직물에도 섞여 있고 비스페놀A와 같은 환경호르몬, 음식물로 섭취되는 화학첨가물 등 다양한 경로를 통해 우리에게 들어옵니다.

물론 우리 몸은 해독 시스템을 가지고 있습니다. 간, 신장, 장, 피부, 폐 등은 이런 해독의 역할을 담당하는 기관들입니다. 하지만 처리할 수 있는 양이 정해져 있고 외부에서 들어오는 독소들이 늘어나 넘치게 되면 우리 몸속에 쌓이게 됩니다.

문제는 몸속에 독성물질이 쌓이기 시작한다면 10년 후, 20년 후에 어떤 영향을 줄지 아무도 모른다는 것이죠. 100% 차단하기란 현실적으로 불가능한 독소, 중금속. 어떻게 해야 할까요?

먼저, 생활 속 화학물질 제거가 중요합니다.

이름도 어려운 과불화화합물이라 부르는 PFAS(Per-and Polyfluoroalkyl Substances)는 발수, 방오(오염방지), 내열, 비접착 소재 등의 용도에 쓰여 조리기구, 방수 의류, 카펫, 소파, 식품 포장재, 화장품, 세정제, 전자제품, 산화 방지제 등 수많은 소비재·산업재에 쓰입니다. 암뿐 아니라 면역 저하와 갑상샘 질환, 신장 질환, 콜레스테롤 수치 상승, 생식기능 문제 등과 연관되어 있습니다. 더 큰 문제는 여러 연구에서 PFAS가 환경에서 92년, 인체에서 8년의 반감기를 갖는다고 알려져 쉽게 없어지지 않는 화합물이라는 것입니다.

무심코 쓰던 테프론 코팅 프라이팬 말고 주물 프라이팬을 쓴다든지 스티로폼이나 플라스틱 용기 등에 든 음식을 주의해야 합니다. 저는 코팅 프라이팬과 플라스틱 그릇을 쓰고 있다가 다른 제품으로 교체했습니다. 일상 속 제품들부터 소재에 신경을 쓰면서 꼼꼼히 골라야 합니다.

한편, 내분비계 교란 물질로 불리는 EDC(Endocrine Disrupting Chemicals)는 많이 들어본 비스페놀A(BPA), 폴리염화비페닐(PCB), 다이옥신, 파라벤, 프탈레이트 등에 들어 있습니다. 이들은 우리 몸 체내 호르몬과 구조가 유사해 진짜 호르몬 대신 호르몬 수용체에 결합하기 때문에 암, 탈모, 불면 등 여러 건강 문제를 일으킵니다.

이들을 멀리하려면 화장품 속 유해 성분 확인하기, 유기농 식품 먹기, 플라스틱 제품 대신 유리 용기 사용하기 등이 있습니다.

중금속은 우리 몸속에 꼭 필요한 미네랄 성분을 대체하거나 우리 몸속 구성 성분 자체를 바꿔버리기도 하는데요. 그중 납과 수은 중독은 특히 심각합니다.

납은 지각을 구성하는 성분이기 때문에 토양에 자연적으로 존재합니다. 때문에 자연 환경에서 재배하는 농산물에는 중금속이 미량 존재할 수밖에 없고, 토양 속 중금속은 호수나 바다 등으로 흘러들어 해양 생태계에도 영향을 미칩니다. 또한 납은 염색약, 어패류, 페인트, 장난감, 건전지, 자동차 배기가스, 수돗물 등에 들어 있는데요. 납이 우리 몸에 들어오면 뼈 안에 쌓여서 골다공증이나 만성 통증을 일으키기도 합니다.

단기간에 납에 다량 노출되면 구토, 두통, 경련, 마비, 지각이상, 심장쇠약 등의 증상이 나타나거나 혼수상태에 빠질 수도 있으나 사망하는 경우는 드뭅니다. 저농도의 납에 장기간 노출되면 정신지체, 지각능력 상실, 행동장애, 식욕부진, 소화불량, 변비, 설사 등의 증상이 나타날 수 있고요. 특히 어린이가 납에 노출될 경우 인지능력 저하, 학습장애 등이 나타날 수 있습니다.

소화기관을 통해 흡수된 납은 대부분 소변이나 대변으로 배설되나 일부는 혈액이나 뼈에 축적되는데 이렇게 축적된 납의 반감기는 혈액은 30일, 뼈는 10~30년입니다.

납을 낮추려면 환기를 자주하고 마스크를 쓰는 등의 환경 개선이 필요합니다. 또한 중금속과 결합해 신호 전달을 억제하는 '길항제', 중금속을 감싸서 착화합물로 만들어 독성은 줄이고 배출을 돕는 '킬레이트제' 역할의 영양소 보충도 좋습니다. 칼슘, 마그네슘, 아연, 셀레늄, 비타민C, 비타민E 등이 이런 역할을 한다고 알려져 있습니다.

수은 중 특히 위험한 것은 메틸수은 등 유기수은입니다. 체내로 들어온 메틸수은은 혈액뇌장벽(blood brain barrier)과 태반장벽(placental barrier)을 통과할 수 있기 때문에 뇌에 축적되기 쉬우며, 임신 기간 동안 유기수은에 노출되면 태아에게 치명적인 영향을 줍니다. 불안, 우울, 짜증, 팔다리 통증, 과잉 행동 등을 일으키는데요. 치과에서 쓰는 아말감이나 독감 예방 주사, 생선 및 해산물, 립스틱뿐 아니라 마시는 물이나 공기 중에도 있으니 노출의 위험이 큽니다.

수은은 생선 위주의 식사를 좋아하는 분, 음주나 만성적 약물사용으로 간의 기능이 떨어진 분들에서 주로 높게 나타납니다. 일반 어류나 참치통조림은 주 2~3회 섭취가 가능하지만, 다랑어·새치류·상어 등 대형 포식성 어류는 주 1회 이하 또는 드시지 않는 것을 권장합니다.

수은은 큰 생선에 더 많이 축적되기 때문에 큰 생선 위주의 식사 자주 하지 않기, 간 해독을 위해 밀크씨슬, 항산화제(비타민C,E, 글루타치온 등) 보충하기, 수은의 길항제이자 킬레이트제인 아연, 셀레늄, 비타민C 등의 보충도 좋습니다.

해독을 위해 평소 식이요법도 조금 더 신경 써주세요. 녹차(카테킨 함유), 강황(커큐민 함유), 콩(제니스테인 함유), 양배추, 브로컬리, 케일, 순무, 고추냉이 등 십자화과 채소(글루코시놀레이트 함유), 황을 함유한 음식(달걀, 마늘, 양파 등), 미역, 다시마, 덜 정제된 곡류, 미나리 등이 해독을 도와줍니다. 이들 모두 몸속에 유해한 물질 등을 몸밖으로의 배출을 돕는 식품들이죠.

중금속과 독소. 피할 수 없다면 평소 화학제품 사용은 피하고, 적절한 영양제 보충, 식사의 중요성을 잊지 말아야겠습니다.

먹는 양보다 중요한 먹는 시간 :
소식, 절식, 간헐적 단식

　여러분은 하루에 몇 번 식사 혹은 간식을 챙기시나요? 나는 얼마 먹지도 않는데 살이 찐다고 생각하시는 분들은, '식사량' 개념보다는 간식까지 포함해서 하루에 순수하게 음식을 먹는 '시간'이 얼마나 되는지 확인이 필요합니다.

　저는 마른 편인데도 공복 혈당이 높은 편이라서 고민이 많았던 사람인데요. 3년 전, 운동모임에서 '간헐적 단식'에 대한 이야기를 듣고 실천하기 시작한 후로는 신기하게도 혈당이 정상으로 돌아왔습니다. 간헐적 단식 이전에 저의 식사패턴을 되돌아보면, 일할 때 힘들 것 같아 배고픔과 관계없이 무조건 아침을 먹었습니다. 이때 영양 균형보다는 빨리 먹을 수 있는 삼각 김밥이나 빵을 주로 먹었고요. 점심 식사 후 중간에 당이 떨어진다며 수시로 오후에 간식을 먹기도 했습니다. 또 저녁에는 아이들 챙기느라 한끼를 대충 먹고 밤에 배가 고파져 과일을 먹고 자기도 했습니다. 되돌아보면 저는 눈 떠 있는 시간 동안 양은 많지 않아 소식은 했지만, 끊임없이 무엇인가를 입에 넣고 오물 거리는 사람이었습니다.

여기서 짚고 넘어갈 것이 소식과 절식, 간헐적 단식의 개념입니다.

평소 자신의 양보다 적게 먹는 것을 '소식'이라고 한다면, '절식'은 기존 칼로리 섭취량을 20~40% 정도 줄이는 것을 말합니다. 절식은 체중 감량을 위해 지방이나 탄수화물의 칼로리 제한에 중점을 두는데요.

컬럼비아노화센터(Butler Columbia Aging Center) 연구진은 2023년, 인간을 대상으로 한 장기 칼로리 제한 식단 실험(CALERIE™ trial) 결과를 《Nature Aging》에 발표했습니다. 사람이 2년간 칼로리 섭취량을 25% 줄인 식사를 꾸준히 하면 노화 속도가 2~3% 느려지는 것으로 나타났고요. 노화 속도 2% 둔화는 다른 연구에서 사망 위험 10~15% 감소와 유사한 효과로 해석할 수 있다고 연구진은 밝혔습니다. 단, 이 결과만 보고 무턱대고 절식을 했다가는 영양 결핍, 무기력, 탈모, 생리불순 등 부작용의 가능성이 있습니다. 칼로리 섭취량 제한과 더불어 영양소 균형을 새로 맞추는 작업이 필요하기에 전문가의 도움이 필요하며, 잘못하면 근감소증이 와서 골다공증과 낙상 등을 얻을 수도 있어 중장년층에게는 더 치명적인 건강 문제를 일으킬 수 있습니다.

그런 의미에서 공복 후 폭식만 주의한다면 실천하기 쉬운 방법이 간헐적 단식입니다. 간헐적 단식은 먹는 시간과 먹지 않는 시간을 구분하는 방법, 즉 '양'의 개념이 아닌 '시간'의 개념입니다.

12시간 단식 후 12시간 동안 식사하기도 있지만, 대표적으로는 16:8(16시간 단식, 8시간 동안 식사) 혹은 5:2(5일은 평상시처럼, 2일은 500~600 칼로리 섭취) 등이 있습니다.

단식 시간 동안 우리 몸은 과도하게 나오던 인슐린 등 호르몬이 정상화되고, 세포는 불필요한 노폐물을 정리하죠. 또 섭취 칼로리를 자연스럽게 줄이는 효과도 있습니다. Humaira Jamshed 등의 《Effectiveness of Early Time-Restricted Eating for Weight Loss, Fat Mass, and Cardiometabolic Risk in Adults With Obesity》에 따르면, 14주간 90명의 성인을 대상으로 한 무작위 임상에서, 음식 섭취 시간대를 12시간에서 8시간으로 줄였더니, 체중 감소 및 이완기 혈압 개선, 기분 개선에 도움이 되었다는 결과가 나왔습니다.

간헐적 단식을 할 때 또 하나 기억할 것은, 전반적인 신진대사 결과를 개선하려면 아침은 일찍 먹고 늦은 저녁은 피하는 식사가 좋다는 것입니다. 2023년 12월 《네이처 커뮤니케이션스(Nature Communications)》에 발표된 프랑스 NutriNet-Sante 코호트 10만 3,389명을 대상으로 한 식사 시간 기록 연구는 24시간 동안 식사 시간을 매번 기록해 7년 추적 관찰했고 심혈관, 뇌혈관, 관상동맥 질환과의 연관성을 조사했습니다. 하루 중 아침 식사를 늦게 시작할수록(오전 9시 이후 vs 오전 8시 이전) 심혈관질환 위험이 높아졌고, 한 시간 늦출 때마다 위험이 6% 증가하는 것으로 나타났습니다. 또 저녁 식사를 늦게 할수록(오후 9시 이후 vs 오후 8시 이전) 뇌졸중 등 뇌혈관질환 위험이 28% 증가했습니다. 또한 저녁을 먹고 다음 날 아침 첫 식사 사이의 공복 시간을 의미하는 '야간단식' 시간이 길수록, 뇌혈관질환 위험이 더 낮아지는 것으로 보고되었고요.

이 연구 결과를 짧게 요약하면, 아침이든 저녁이든 식사 시간이 늦을수록 건강에 악영향을 미치며, 야식은 무조건 끊으라는 것이죠.

물론 식사를 해야 하는 시간에는 아무 음식이나 먹는 게 아니라, 초가공 식품을 끊고 충분한 단백질 및 불포화지방산의 조합을 통해 필요한 영양소를 얻어서 배고픈 시간을 줄이는 것이 핵심입니다. 이때 도움이 되는 탄수화물, 지방, 단백질에 대해서는 다음 글에서 더 자세히 다루겠습니다.

앞에 설명한 소식, 절식, 간헐적 단식 모두 지속성이 중요한데요. 간헐적 단식이나 절식 후 허기가 져서 너무 힘들다고 느낀다면 혹시 생활 습관 중 잠이 충분한지 살펴요. 잠이 부족하면 스트레스 호르몬인 코르티솔이 많이 분비되는데요. 이 코르티솔 호르몬은 그렐린이라는 식욕 자극 호르몬 분비를 촉진시켜 배고픔을 더 느끼게 합니다. 최소 6~8시간은 자서 잠이 부족하지 않게 해야 식사 조절도 가능합니다. 단, 여러 가지 약을 복용하는 사람, 고강도 훈련을 하는 운동선수, 스트레스가 심한 사람, 극심한 영양실조나 저체중, 임산부, 모유 수유 여성, 18세 미만, 70세 이상 등은 간헐적 단식이나 절식을 시작하지 마세요. 고혈압, 당뇨, 고지혈증 등 대사성 질환이 있거나 통풍, 역류성 식도염 등이 있다면 의사와 상담 후 간헐적 단식이 가능하나, 몸에 무리를 준다면 시도하지 않습니다. 모든 식사법이나 운동법은 남들이 아닌 내 기준에서 무리 없이 가능한지를 살피는 것이 가장 중요하기 때문입니다.

탄수화물 :
당은 나쁘니까
무조건 안 먹어야 할까요?

탄수화물은 우리 몸에 필요한 에너지를 내는 3대 영양소 중 하나입니다. 그런데 최근에는 단백질이나 지방보다 더 악당으로 묘사되기도 합니다. 요즘 건강 트렌드가 탄수화물은 혈당을 올리는 주범이라 무조건 나쁘다는 인식 때문입니다. 이를 반영하듯 통계청 양곡 소비량 조사에 따르면, 1인당 연간 쌀 소비량이 2024년에 역대 최저에 이르러 55.8kg인 반면, 한국농촌경제원의《농업전망 2024》를 보면 돼지고기, 소고기, 닭고기 등 3대 육류 1인당 연간 소비량은 60.6kg으로 육류 소비가 쌀 소비를 앞질렀습니다.

뇌, 적혈구, 신장 안의 수질 부위는 포도당만을 연료로 사용하는데요. 지나친 탄수화물 제한은 기능 저하 및 집중력 저하, 피로 등을 일으킵니다. 그럼 혈당을 올리니 무조건 안 먹는 게 아니라 똑똑하게 먹어야 하겠죠?

식품에 따라 혈당을 더 올리고 문제를 일으키는 탄수화물도 있지만, 잘 먹으면 우리 몸에 에너지도 주고 이득이 되는 탄수화물도 있습니다.

당지수(Glycemic Index : GI)는 포도당 50g 섭취 시 혈당 상승 속도를 100으로 보고, 선택된 식품의 탄수화물도 같은 양(50g) 섭취해 혈당 상승 속도를 비교합니다. 저당 지수 식품은 GI 55 이하로, 혈당을 천천히 올리고 인슐린 분비는 최소화할 뿐 아니라, 지방 축적도 방지해 체중의 증가를 막습니다. 반면 당지수가 70 이상으로 높은 식품은 저당 지수 식품과 반대의 작용을 합니다. 따라서 같은 양의 밥이라도 당지수가 높은 흰밥보다 당지수가 낮은 현미밥을 먹는 것이 혈당 조절에 도움이 될 수 있습니다. 하지만 흰밥과 현미밥처럼 비슷한 음식군이 아닌 서로 다른 종류의 식품을 비교할 때는 식품의 1회 섭취량을 고려하지 않아서, 실제로 많이 먹지 않는 음식도 당지수가 높을 수 있습니다.

그래서 나온 개념이 **식품의 1회 섭취량을 반영한 수치**인 **당부하지수(Glycemic Lord : GL)**입니다.

(당부하지수(GL) = 식품의 1회 분량에 함유된 당질 함량(g) × 당지수(GI) / 100)입니다. 예를 들면 구운 감자의 당지수는 85로, 고구마

의 61보다 높지만 1회 섭취량(140g)을 반영한 당부하지수로 살펴보면 고구마는 30으로 구운감자의 24보다 높은 것을 알 수 있습니다. 보통 10 이하는 낮은 당부하지수이고, GL이 20 이상이면 높은 당부하지수를 의미합니다.

물론 당지수(GI) 또는 당부하지수(GL)가 낮다고 해서 반드시 혈당 조절과 건강에 도움이 되는 것은 아닙니다. 당지수는 탄수화물에 대한 흡수 속도를 비교하는 지수일 뿐, 당지수가 낮은 음식 중 지방 함량이 많거나 건강에 좋지 않은 음식들도 있기 때문입니다.

실제 식단에 적용할 때는 몇 가지 원칙을 세워 탄수화물 식품을 골라보세요.

첫째, **현미, 통밀, 귀리, 오트밀, 메밀, 보리 등 정제되지 않은 통곡물 종류**를 선택합니다. 섬유질, 비타민, 미네랄 등 영양소가 풍부하고 소화·흡수가 천천히 일어나 혈당 상승도 완만합니다.

둘째, **고구마, 감자, 단호박 등 뿌리채소와 콩, 완두, 강낭콩, 병아리콩 등 콩류**는 식이섬유 함량이 높고 포만감을 오래 지속시켜, 식사 후 혈당이 급격히 오르는 것을 막습니다.

셋째, **브로콜리, 비트, 시금치, 당근 등 각종 채소들**은 열량이 낮으면서도 미네랄, 항산화 성분, 식이섬유를 제공합니다. 또한 아보카도, 블루베리 등 베리류 등 당이 낮은 과일을 선택합니다.

넷째, 가급적이면 나쁜 탄수화물이라고 부르는 **흰쌀, 흰밀가루, 설**

탕, 과자, 달콤한 음료 등 정제된 탄수화물을 피하세요.

컬럼비아대 의과대학 연구진이 주도한 대규모 여성 코호트 연구에 따르면, 정제 탄수화물(흰빵, 흰쌀, 설탕 등)과 첨가당 섭취가 많은 식단을 섭취할수록 불면증 위험이 높아진다는 사실이 밝혀졌습니다. 이 연구는 5만 명 이상의 폐경 후 여성을 약 3년간 관찰하며 식습관과 수면 상태를 분석한 연구입니다. 결론은 혈당지수(GI)가 높은 식단일수록 현저하게 불면증이 증가했는데요. 정제 탄수화물을 먹으면 혈당이 빨리 오르고, 몸에서는 인슐린이 분비되어 급격히 혈당을 낮추게 됩니다. 이때 아드레날린·코르티솔 등 각성 호르몬이 분비되며 수면을 방해할 수 있다고 연구진은 설명했습니다. 하지만 채소와 식이섬유, 즙 아닌 통째 섭취한 과일을 더 많이 먹은 여성들은 불면증 위험이 낮게 나타났습니다.

물론 예외적인 몇몇 경우에는 흰쌀밥을 추천하기도 합니다. 현미 등 정제되지 않은 통곡물은 소화가 천천히 되는데요. 각종 수술이나 큰 질병을 앓은 후 혹은 위장질환자는 소화 기능이 떨어져 있어 위의 부담을 줄여야 합니다. 도정한 흰쌀밥은 소화에 무리가 없고 빠르게 에너지로 바뀌기 때문에 이러한 시기에는 흰쌀밥을 드세요. 또한 신장질환자는 가뜩이나 신장 기능이 떨어져 인과 칼륨이 배출되지 않는데 현미에는 인과 칼륨이 많습니다. 이런 분들을 제외하면 흰쌀밥보다는 통곡물을 추천합니다.

혹시 이렇게 설명해도 탄수화물을 무조건 안 먹겠다는 분들도 계실 텐데요. 이런 분들은 갑상선 질환을 조심해야 합니다.

몇몇 연구를 다룬 기사를 살펴보면 (〈Is Low Carb Bad For Hypothyroidism?〉, 〈Low Carb Diets : Why Your Thyroid Needs Carbohydrates〉 등)에서 탄수화물 비율이 10% 이하의 극단적 탄수화물 제한식이는 활성 갑상선호르몬인 T3의 수치를 떨어뜨리는 현상이 나타났습니다.

탄수화물은 우리 몸의 주요 에너지원이며, 특히 갑상선호르몬 생성과 활성화에 필수적입니다. 갑상선에서 분비되는 호르몬 중 T4(갑상선호르몬 사전 형태)는 체내에서 T3(활성 갑상선호르몬)로 변환되어야 하는데, 이때 포도당이 필요합니다. T3는 에너지 대사와 체온 조절에 중요한 호르몬이기 때문에 장기간 탄수화물을 극단적으로 제한할 경우 T3의 생성이 감소하고 갑상선 기능 저하(무기력, 추위 등)로 이어질 수 있다는 것입니다. 이미 갑상선 기능 저하증이 있는 사람은 더욱 극단적 탄수화물 제한식이가 위험하다는 점 잊지 마세요.

단백질 :
단백질을 보충제로까지 챙겨야 하나요?

최근 우리나라에서 단백질 섭취는 열풍에 가깝습니다. 식품산업통계정보에서 20대 이상 성인남녀 500명 대상의《글로벌리서치 소비자 조사 자료(2024년 7월 기준)》를 바탕으로 한 분석에 따르면, 단백질 영양소에 대한 관심이 2021년 61.0%에서 2024년 69.8%로 증가하였습니다. 또한 단백질을 보충하는 방법으로 51.8%는 단백질이 풍부한 식품(계란, 두부, 콩 등)을 이용하지만, 가공식품이나 건강기능식품으로 관리한다는 인식이 예전보다 더 높아졌습니다. 운동하는 사람들에게 필요한 보충제로서의 단백질 개념을 넘어, 이제는 건강에 관심 있는 MZ부터 근 손실이 걱정되는 중장년층과 노년층을 대상으로까지 시장이 커지고 있다는 것이죠.

한국농수산식품유통공사(aT)의 식품산업통계정보에 따르면, 국내 단백질 식품 시장은 최근 몇 년간 급속도로 성장하고 있는데요. 2018년 약 800억 원 규모였던 단백질 식품 시장이 2023년에는 4,500억 원 수준으로 확대되었고, 2026년에는 8,000억 원 규모로 성장할 것으로 전망되고 있습니다. 이 같은 성장은 코로나19 이후 건강과 면역력에 대한 관심 증가와 더불어 전 연령층에서 단백질 보충에 대한 수요가 크게 늘어났기 때문입니다.

최근에는 전통적인 분말형 단백질 보충제 외에도 음료, 과자, 에너지 바 등 다양한 형태의 제품이 출시되어 소비자 선택 폭이 넓어졌고, 각종 식품업체가 단백질 강화 제품을 출시하면서 경쟁이 더 치열해지고 있습니다.

그렇다면 과연 단백질을 식품으로 먹는 것이 좋을까요? 제품으로 보충하는 것이 좋을까요?

2025년 8월 국제학술지 《네이처(Nature)》에 실린 기사(〈The protein craze: scientists talk supplements-and who should take them〉)에 따르면, 단백질 보충제에 대한 과학적 근거가 여전히 엇갈리고 있습니다. 이 기사에서는 일반적인 권장 단백질 섭취량이 체중 1kg당 약 0.8g이라고 설명하지만, 근력 운동을 하는 사람들은 체중 1kg당 약 2.2g의 고단백 섭취까지도 권장되는데, 이는 권장량의 거의 세 배에 달합니다. 그러나 연구 결과, 단백질 섭취로 인한 근력과 근육 크기 향상 효과는 체중 1kg당 1.6g 정도에서 멈춰, 그 이상을 먹어도 추가적인 이득은 없고 오히려 낭비일 수 있다고 합니다.

단 중장년, 특히 폐경 후 여성의 경우 뼈와 근육 건강 유지를 위해 더 많은 단백질이 필요할 수는 있지만, 이들도 반드시 보충제를 통해 단백질을 섭취할 필요는 없고, 균형 잡힌 식단으로 충분히 단백질 섭취 목표를 달성할 수 있습니다.

즉, 대다수 사람들은 일상 식사만으로 충분한 단백질을 얻고 있으며, 단백질 보충제는 운동선수, 근력 운동을 하는 사람, 고령자, 폐경 여성과 같이 특별한 상황에서 주로 권장된다는 것이 이 기사의 핵심입니다.

또 다른 논문에서는 운동 없이 단백질 보충제만 섭취하는 것은 근육량이나 근력에 아무런 효과가 없다는 점도 지적했는데요. 2021년 《미국 임상영양학 저널(American Journal of Clinical Nutrition)》에 공개된 연구논문에 따르면, 65세 이상의 건강한 노인을 대상으로 단백질 보충제만 섭취한 군의 근육 크기, 근력, 신체 기능 등에 미치는 영향을 1년 동안 관찰했습니다. 그 결과, 단백질 보충제만 복용한 군에서는 근육량, 근력, 신체기능 모두 탄수화물 대조군과 유의미한 차이가 없었습니다. 근육량과 근력 증진은 중등도~고강도 저항운동을 병행한 군에서만 증가했습니다.

정리해 보면, 건강에 좋을 것 같다는 이유만으로 보충제를 복용한다면 돈만 낭비하는 일이며, 근육량이나 근력 증진 목적이라면 근력 운동과 단백질 보충제를 병행하는 것이 낫다는 것이죠. 다만 식욕이 떨어져 일상적인 식사조차도 하기 힘든 경우, 노령자, 질병 회복기 등 단백질 필요량이 높아진 경우에 식사만으로 부족할 때는 제한적으로 보충제 활용을 고려할 수 있습니다.

최근 비만치료제인 위고비 등이 유행처럼 번지고 있는데요. 비만치료제를 먹으면 체중이 감소하면서 근육량도 함께 줄어들고 식욕도 감소하는 경향이 큽니다. 이때 근육 보존에 필요한 단백질을 충분히 섭취하기 어렵기 때문에 단백질 보충제로 도움을 받기도 하고요.

특히 나이가 들수록 단백질 소화 흡수 능력이 떨어지고 근육이 감소하기 때문에 섭취량을 늘려야 하는데요. 성인의 경우 체중 1kg당 대략 0.8~1.2g 정도의 단백질이 필요한데, 노인은 최소 체중당 1.2~1.5g 정도의 단백질이 필요합니다. 하지만 나이가 들면서 식욕이 떨어져 음식으로 단백질을 모두 섭취하기가 쉽지 않기 때문에 대한노인병학회에서도 단백질 보충제를 권장합니다. 단, 단백질 보충제는 제품이 워낙 많아서 잘 고르는 것이 중요합니다. 단백질 보충제의 종류는 다음과 같고, 분리유청단백질(WPI)의 경우 근육양 증가를 돕는 류신의 함량이 가장 높고, 소화·흡수가 빨라 근육합성에 가장 큰 효과가 있는 것으로 알려져 있습니다.

종류	특징
분리유청단백 Whey protein isolates(WPI)	유청단백질에서 비단백질 성분 제거. 단백질 90% 이상. 유당 거의 없음.
농축유청단백 Whey protein concentrates(WPC)	유청단백질에서 비단백질 성분 제거. 단백질 80% 정도.
가수분해유청단백 Whey protein hydrolysate(WPH)	농축유청단백을 가수분해시킨 것 (소화 흡수 빠름)
분리대두단백 Isolates soy protein (ISP)	탈지대두, 단백질 90% 함유

　여러 제품 중 탄수화물이 많이 든 단맛 나는 제품의 경우 분말이나 액상 형태라서 탄수화물이 급격히 들어와 혈당 문제가 생길 수 있습니다. 첨가물이 적고, 양질의 단백질을 사용했으며, 탄수화물은 적은 보충제를 골라야 합니다.

　또 간헐적 단식 등 절식을 한다면 액상형 단백질 보충제는 피하는 것이 좋습니다. 이유는 직접 가루에 물이나 우유를 타서 만들어 마시는 제품이 아니라 처음부터 액체 상태로 나오는 제품의 경우, 제조 과정에서 혼합된 액체 상태를 유지하기 위해 어쩔 수 없이 유화제를 사용하게 되는데요.

　유화제를 한 번 먹는 건 문제가 없지만, 절식을 꾸준히 하면서 오래 먹을 경우, 장 건강을 나쁘게 하는 경우가 있습니다. 심하면 장내 미생물 균형을 해치고, 장 점막을 약하게 만들어서 독소 등이 혈액 속으로 새어 들어가는 '장 누수' 등이 발생할 수 있어, 원래 장이 예민한 경우 액체 단백질 음료를 마셨다가 원인도 모르고 설사와 복통을 겪을 수 있습니다.

단백질 보충제는 만능이 아니며, 항상 식사 우선, 부족분만 보충하는 원칙 잊지 마세요.

지방 :
지방 먹으면
살찌는 거 아닌가요?

지방은 음식의 맛과 향에 관여하는 중요한 영양소이면서 동시에 식생활의 서구화로 인해 비만, 암, 동맥경화 등과 같은 만성 퇴행성질환의 발생 원인으로 가장 많이 의심받아온 영양소입니다. 지방은 칼로리가 높아, 살이 찌는 가장 큰 역할을 한다고도 알려졌죠.

그런데 우리나라에서 지방을 먹으면 살찐다는 통념이 뒤집힌 것은 2016년 '밥상, 상식을 뒤집다: 지방의 누명'이라는 MBC 방송 다큐멘터리가 시작이었습니다. 주요 내용은 기존의 '지방이 건강에 나쁘다', '비만의 주범이다'라는 인식에 문제를 제기하고, 저탄수화물 고지방 식단, 인슐린의 역할, 탄수화물 과다섭취의 위험성 등의 주제를 다뤘습니다.

음식에 든 지방은 탄수화물과 단백질보다 g당 열량이 높아 몸의 어떤 부위로든 에너지 운반에 효율적이며 인슐린 수치에 미치는 영향도 가장 적습니다. 건강한 여성은 몸의 약 29%, 남성은 약 15%가 지방이란 사실만 봐도 지방은 우리 몸의 중요한 구성 성분이란 것을 알 수 있습니다.

하지만 아무 지방이나 먹어도 좋다는 것은 아닙니다. 우리에게 필요한 것은 질 좋은 지방입니다.

지방에는 포화지방, 불포화지방 그리고 트랜스 지방이 있는데요.

포화지방은 탄소 사슬에 수소가 포화된 구조로, 이중결합이 없어서 산화에 안정적이며 고체(버터, 쇠고기 지방 등)로 존재하는 경우가 많습니다. **불포화지방**은 탄소 사슬에 하나 또는 여러 개의 이중결합을 가지고 있으며, 수소가 포화되지 않아 상온에서 액체(올리브유, 콩기름 등) 상태입니다. 이중결합이 하나면 단일불포화지방산이라 불리며 대표적으로 올리브유가 있고요. 반면, 이중결합이 많은 다중 불포화지방산은 콩기름, 생선기름, 참기름 등인데 산소와 빛에 의해 쉽게 산화되어 변질되기 쉽습니다.

포화지방은 신체 세포막 구성과 에너지 대사에 필수적입니다. 불포화지방은 염증 조절, 뇌 기능 유지, 피부 건강, 면역 기능 강화 등 다양한 생리적 기능에 긍정적 역할을 하며, 특히 오메가3 지방산은 심뇌혈관 보호 효과가 탁월합니다.

보통은 포화지방의 섭취를 총 열량의 10% 이내로 제한하고, 불포화지방산을 중심으로 식단을 구성할 것을 권고합니다.

　주의할 것은 트랜스지방은 인위적으로 불포화지방에 수소를 첨가해 만든 것으로, 심혈관질환 위험을 높이므로 제한해야 합니다. 식물성유지에 다량 든 불포화지방에 수소를 첨가하면 고체상태의 포화지방으로 만들어지는 것을 '경화'라 합니다. 이 경화 과정에서 시스형 지방산이 트랜스형으로 바뀌게 되는데, 마가린이나 쇼트닝이 대표적인 트랜스 지방입니다. 트랜스 지방은 불포화지방처럼 생겼는데 체내에서는 포화지방처럼 행동하여 필수지방산의 기능은 없고 필수지방산의 대사를 방해하여, 불포화지방이 들어갈 자리에 대신 들어가 불포화지방이 제 기능을 못하게 합니다. 트랜스 지방은 체내 나쁜 콜레스테롤은 증가시키고 좋은 콜레스테롤은 낮추어 몸에 해로운 것이죠.

　트랜스 지방의 섭취를 줄이려면 튀김용 식용유는 너무 오래, 여러 번 반복해서 사용하지 않습니다. 또 너무 바삭하고 고소하거나 촉촉한 빵이나 과자는 마가린 또는 쇼트닝 사용량이 많아 트랜스 지방을 많이 함유할 수 있으니 섭취를 삼가야 합니다.

지방산 종류		특징	주요 함유식품
포화지방산		탄소 사슬에 이중결합이 없으며 주로 고체 상태, 산화 안정적	육류 기름기, 닭껍질, 버터, 마가린, 생크림, 치즈, 소시지, 햄, 베이컨, 초콜릿, 코코넛유, 기름진 빵·과자류
불포화지방산	단일불포화지방산	이중결합 1개, 액체 상태, 비교적 산화 안정적	올리브유, 땅콩기름, 아보카도유
	다가불포화지방산 오메가3형	이중결합 2개 이상, 산화에 취약 (오메가3형은 말단부터 3번째 탄소에 이중결합 위치)	EPA, DHA 포함 등푸른 생선, 들기름, 아마씨유
	다가불포화지방산 오메가6형	이중결합 2개 이상, 산화에 취약 (오메가6형은 말단부터 6번째 탄소에 이중결합 위치)	콩기름, 카놀라유, 옥수수유, 해바라기유, 면실유, 참기름

좋은 지방을 좀 더 구체적으로 알아보기로 할까요?

포화지방은 무조건 나쁘고 불포화지방이 좋은 것만은 아닙니다. 코코넛 오일, MCT 오일 등은 포화지방이지만 건강 전문가들이 자주 언급하는 이유가 있는데요. 이들이 지방 분자가 짧고 산화에 안정적이며 빠른 에너지 공급원으로 주목받기 때문입니다.

코코넛 오일은 코코넛 과육에서 압착해 얻은 식물성 기름으로, 포화지방산이 90% 이상 함유되어 있습니다. 이 중 약 60%가 중쇄지방산(MCT)이고, 나머지는 장쇄지방산 등 다양한 지방산으로 구성되어 있습니다. 코코넛 오일은 상온에서 고체 상태이고, 항산화 성분과 피부 및 머리카락 건강에도 도움을 줄 수 있는 여러 영양성분을 포함합니다.

MCT 오일은 코코넛 오일이나 팜핵유 등에서 중쇄지방산만을 추출, 정제해 만든 오일로, 중쇄지방산 함량이 거의 100%에 가깝습니다. 특히 카프릴산(C8)과 카프르산(C10)을 주로 포함하며, 소화가 빠르고 간에서 빠르게 에너지원으로 사용됩니다. 상온에서 액체 상태이며, 주요 용도는 운동 에너지 공급, 식욕 억제, 체중 관리, 케토 식단 보조 등입니다. 하루 1티스푼 정도 소량 섭취를 권장하며, 과다 섭취 시 복통, 설사 등이 발생할 수 있습니다.

동물성 기름보다 식물성 기름이 더 좋다는 편견이 있으나, 이는 사실이 아닙니다. 식물성 기름인 콩기름, 카놀라유, 옥수수유, 해바라기씨유 등에 쓰이는 씨앗이 유전자 변형 농산물에서 나온 것들이 많아 주의가 필요합니다. 더군다나 이들 기름에 불포화지방산이 높은 비율로 들어가는데, 제조나 보관 중 쉽게 산패가 일어나 이런 산패된 기름을 먹으면 몸속의 염증을 유발하고 심혈관질환을 일으킬 수도 있습니다.

또한 불포화지방산 중에서도 오메가6와 오메가3의 비율을 따져야 하는데요. 오메가6보다 오메가3 지방산이 더 풍부한 지방을 보충해야 합니다.

오메가3를 보충하기 위해 생선을 먹는다면 중금속이나 불순물 오염의 위험도 있으니 너무 자주 먹지 말아야 합니다.

또 오메가3를 영양제로 먹는다면 몇 가지를 확인하는 것이 좋은데요. 추출을 제대로 하는 인증받은 원료를 쓰는 업체인지 (오메가3 제품의 품질 등급을 시험·검증하는 국제전문기관인 IFOS 마크, EPA와 DHA의 함량, 산패도, 오염도 등 엄격한 자체 품질관리 기준을 충족한 회사들만 등록 가능한 GOED 마크 등 인증 업체 확인), EPA와 DHA의 합으로 적어도 900mg 이상 되는지, 순도 70% 이상인지 등 순도와 함량 등도 따져보세요. 더 자세한 내용은 제 책《영양제 특강》의 〈오메가3 고르는 법〉편을 참고하시면 좋습니다.

여러 가지를 종합했을 때 산패되지 않은 호두, 아몬드 등 견과류의 섭취, 올리브오일, 아보카도 오일 등은 권장되는 지방이라고 할 수 있겠습니다.

소금과 설탕에 대한
오해와 진실

　고혈압, 당뇨 등 성인병 이야기가 나올 때마다 범인으로 지목되는 것? 바로 소금과 설탕입니다.

　사실 소금은 식생활에서 빠질 수 없는 재료이며 우리 몸에 없어서는 안 되는 물질이죠. 혈액의 약 0.9%는 염분인데요. 혈중 염분 농도가 묽어지면 체내 노폐물 배출, 혈압 조절, 각종 영양소를 몸 구석구석으로 전달하는 등의 신진대사가 떨어지며, 면역력도 약해져 질병에 쉽게 걸립니다.

　그런데도 왜 짜게 먹지 말라고 말하는 걸까요? 나트륨의 과잉섭취는 고혈압, 콩팥 기능의 저하, 요로결석, 뼈의 칼슘 감소를 가져와 골다공증 유발 등 다양한 문제를 일으킨다고 말합니다.

소금이라고 모두 같은 것이 아닙니다. 공장에서 나온 정제 소금은 덜 먹어야 하는 소금이 맞습니다. 하지만 바닷물을 그대로 자연 증발시켜 만든 소금인 천일염은 칼륨·마그네슘·칼슘 등 각종 미네랄이 풍부합니다. 천일염 중에서도 간수를 빼고 대나무 통에 넣어 소나무 장작으로 구운 것을 죽염이라고 부르는데요. 9회 구운 죽염에는 천일염보다 구리·철·칼륨·아연 성분이 더 많이 함유돼 있다고 합니다.

여러 연구에서 고혈압과 저염식은 관련성이 없을 뿐더러 저염식이 생존율을 높이지도 않는다는 결론이 나왔는데요. 연세의료원 연구팀에서 우리나라 성인 14만 3,050명을 대상으로 나트륨 섭취와 사망률·심혈관계 사망률 간 관련성을 평균 10.1년간 추적 조사한 연구가 국제학술지인 《Frontiers in Nutrition》 2022년호에 실렸습니다.

그 결과, 나트륨의 섭취량은 사망률, 심혈관계 사망률과 직접적인 관련이 없는 것으로 나타났고, 나트륨을 가장 많이 섭취한 그룹은 생존율이 가장 높은 것으로 나왔지만 통계적으로는 유의하지 않은 결과였습니다.

연구팀은 이 연구의 해석을 다음과 같이 했습니다. 한국인의 식단에서 나트륨 함량이 높은 김치, 된장 등은 건강상 다른 이점이 있어 나트륨의 영향을 상쇄시켰고, 서양보다 비만도가 낮다 보니 나트륨이 심혈관계 질환에 미치는 영향이 두드러지지 않았으며, 대상자의 평균 나트륨 섭취량은 일일 권고량과 비슷해 심혈관계 질환 위험을 높이지 않았다고 말입니다.

칼륨 섭취량과 사망 위험과의 연관성도 검토됐는데 칼륨 섭취량이 가장 많은 그룹이 가장 적은 그룹보다 사망률은 21% 낮았고 특히, 심혈관계 사망률은 32% 낮아 연관성이 두드러졌습니다.

그러니 나트륨을 줄이는 것보다는 과일, 야채 등 칼륨이 풍부한 식품의 섭취를 늘려 사망률, 심혈관계 사망률을 낮추라는 것이 연구팀의 주장인데요. 단, 신장 질환이 있는 경우 칼륨 배출이 잘 되지 않아 무조건적인 과일이나 야채 섭취는 주의하라고도 당부합니다.

아직도 소금 자체가 문제라고 생각한다면 햄, 소시지, 패스트푸드 등 정제 소금이 든 음식들과 화학 성분이 든 공장 음식들이 문제라는 것을 기억하세요.

가공식품의 구입 또는 사용 전 영양표시에서 나트륨 함량을 확인하고, 짠맛의 국이나 찌개, 물김치 등은 국물을 항상 남기는 습관을 갖습니다.

소금만큼이나 문제시되는 것이 설탕입니다. 우리가 쉽게 접하는 백설탕은 화학적 정제를 몇 번이나 거쳐 당 외에는 영양소가 없고 열량만 높습니다. 정제 설탕은 제조 과정에서 표백제나 색소가 들어가 여러 가지 건강 문제를 일으키는데요.

어떤 설탕이든 과하게 섭취하면 비만, 당뇨, 대사질환 등의 위험이 있으므로 완전히 몸에 좋은 설탕은 없습니다. 하지만 일반적으로 많이 사용하는 백설탕(정제 설탕)보다 상대적으로 더 건강한 선택으로 여겨지는 비정제 설탕이나 천연 감미료 등 대체 감미료들이 있습니다.

비정제 설탕은 화학적 정제 대신 원심 분리 방식으로 당분을 추출해 칼슘, 마그네슘, 칼륨 등의 미네랄 성분이 남아 있는 설탕을 말합니다. 필리핀, 모리셔스산 '마스코바도', 영국에서 유명한 '데메라라' 등은 진한 당밀과 촉촉한 입자가 특징인 사탕수수 기반 비정제 설탕 브랜드입니다. 한편 '코코넛 슈가'는 코코넛 야자나무 꽃의 수액에서 얻어 물을 증발시키고 결정화하여 만든 천연 설탕입니다. 백설탕에 비해 혈당지수(Glycemic Index : GI)가 상대적으로 낮은 편입니다. (백설탕 65~68 vs 코코넛 슈가 35) 하지만 이들 비정제 설탕도 함유된 미네랄 등 영양소의 절대량은 매우 적기 때문에 실제 건강상 이득은 제한적이며, 칼로리와 혈당에 미치는 영향은 일반 설탕과 크게 다르지 않으니 섭취량 조절이 중요합니다.

대체 감미료란 설탕을 대신할 수 있는 감미료로, 설탕과 비슷한 단맛을 내면서도 열량이 거의 없거나 낮아 혈당 상승이나 체중 증가에 거의 영향을 주지 않는 감미료인데요. **천연 감미료**는 실제 식품 자체에 존재하는 당분이 아니라, 천연에서 추출한 강력한 감미 성분을 의미합니다. 스테비아의 단맛 성분인 '스테비오사이드', 나한과의 '모그로사이드' 등은 구조상 당류는 아닙니다. 하지만 스테비아는 설탕보다 200~400배 더 강한 단맛을 내며 체내 흡수량이 거의 없고 폴리페놀(항산화 성분)이 다소 풍부하여 혈당 조절이 필요한 사람에게 적합합니다. 한편 칼로리가 0인데 단맛이 설탕보다 200~300배 강한 나한과도 요즘 많이 사용되고 있습니다.

그밖에도 에리스리톨, 자일리톨, 알룰로스 등 칼로리가 낮거나 거의 없어 혈당에 미치는 영향이 적은 것들이 있으나 일부 감미료는 과다복용 시 소화불량, 설사 등을 유발할 수 있으므로 마찬가지로 적당량을 사용해야 합니다. 단, 주의해야 할 인공감미료가 있습니다.

아스파탐(Aspartame)은 세계보건기구 산하 국제암연구소(IARC)에서 '발암 가능성이 있는 물질'(2B군)로 분류했습니다. 동물실험 등에서는 암 발생 가능성 및 혈관 염증, 인슐린 분비 이상 등의 보고가 있습니다. 인체에서 일일섭취허용량 이내 섭취 시 큰 위험은 없다고 평가되나, 장기적 고용량 섭취는 주의가 필요합니다.

아세설팜칼륨(Acesulfame K)은 체중 증가, 제2형 당뇨병 위험 증가와 관련 연구가 있으며, 일부 연구에서는 암 발생 위험도 보고되고 있습니다. WHO에서는 성인의 심혈관계 질환 및 사망 위험도 증가 가능성을 경고하고 있습니다.

사카린(Saccharin)은 과거 방광암 관련 동물실험 결과로 논란이 있었으나, 사람에게는 동일하지 않은 것으로 알려져 있습니다. 하지만 비만 및 당대사에 부정적 영향, 장내 세균총 변화로 인한 내당능 이상 등을 유발할 수 있다는 연구가 존재합니다.

수크랄로스(Sucralose)는 일부 연구에서 인슐린 분비 증가, 대사 이상 및 체중 증가와의 연관성이 제기되고 있습니다.

인공 감미료의 일일 안전 섭취량(ADI)은 보통 '체중 1kg당 mg' 단위로 정해지며, 평생 매일 섭취해도 건강에 유해하지 않은 상한선을 말합니다. 최성희 등이 쓴 〈한국인의 인공감미료 섭취 수준 평가〉에서, 위 네 가지 인공 감미료의 평균 섭취량은 ADI의 0.4~1.0% 수준으로 ADI 대비 전반적으로 낮은 수준입니다. 하지만 ADI가 낮다고 무조건 안심하기는 이릅니다. 다수 인공 감미료 동시 노출(제로 음료, 가공식품에 다양하게 사용), 장기적인 대사 변화 등에 대한 불확실성이 있기 때문입니다. 가능하면 제로 음료 대신 물, 차 등을 마셔 인공 감미료의 총량을 줄이는 식습관이 중요합니다.

어떠한 설탕을 쓰더라도 종류와 관계없이 적당한 섭취가 가장 중요하며 천연 감미료 위주로 선택하거나, 비정제 설탕 중에서도 유기농 제품 혹은 미네랄 함량이 높은 것을 고르는 것이 좋습니다.

집밥만 최고?
건강한 식사를 위해
마크 및 영양성분표 보는 법

마트에 가면 어떤 제품을 고르시나요?

저는 결혼 전에는 장보기에 관심도 없었습니다. 그런데 결혼 후 아이가 태어나고 이유식을 챙기기 시작하면서 먹거리에 관심이 생겼습니다. 그 무렵에는 재료 하나하나도 꼼꼼히 고르고 유기농 제품만 샀습니다. 하지만 육아휴직 후 복직을 하니 바쁘다는 핑계로 다시 예전처럼 마구잡이로 식품을 고르게 되었습니다. 흔히 집밥이 건강에 좋다고 하지만 제대로 된 반찬도 없이 대충 먹는 식사는 오히려 건강을 해치고 있었습니다. 문제는 건강 검진 결과에서 나타났습니다. 저와 신랑 둘 다 마른 체형인데도 콜레스테롤 수치나 당 수치가 매해 조금씩 올라가고 있더군요. 아직 아이들은 어린데 우리가 건강하지 못하면 가정이 무너질 수도 있겠다는 생각에 정신이 번쩍 들었습니다. 그

때부터 식재료를 살 때 신경을 쓰고, 적당한 운동과 영양 보충제를 챙기기 시작했고, 건강 검진 수치가 점점 더 나아지게 되었습니다.

내 몸의 소리에 귀를 기울이며 식품을 고를 때 조금 더 깐깐해져 봅니다.

1. 식품성분표가 없는 식품을 고를 때

친환경농산물이란, 환경을 보전하고 소비자에게 보다 안전한 농산물을 공급하기 위해 합성농약, 화학비료, 항생제 및 항균제 등 화학자재를 사용하지 않거나 사용을 최소화하여 생산한 농산물을 말합니다.

우리나라에서는 친환경농산물을 크게 두 가지로 구분하는데요.

유기농산물은 합성농약과 화학비료를 전혀 사용하지 않고, 유기재배 방법에 따라 토양 건강과 생태계를 보전하며 재배한 농산물입니다. 전환기간(다년생 작물 3년, 기타 2년) 동안 일반 농산물에서 전환하여 유기농으로 생산해야 하며, 유기종자 사용 등이 인증기준에 포함됩니다.

한편 **무농약농산물**은 합성농약을 사용하지 않고, 화학비료는 권장 시비량의 1/3 이하로 최소화하여 재배한 농산물입니다. 한국에서 친환경농산물(유기농, 무농약 등)을 구분하는 대표 마크는 농림축산식품부와 국립농산물품질관리원에서 공식적으로 관리·인증합니다. 식품 포장이나 표시판에서 다음 마크와 문구를 확인하면, 공신력 있는 친환경 인증임을 알 수 있습니다. 친환경농산물은 정부가 지정한 전문 인증기관에서 생산 전 과정의 기준 준수 여부를 엄격히 심사하여 인증서를 발급합니다.

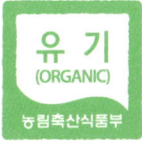 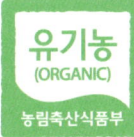 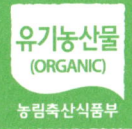 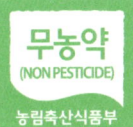

● **채소와 과일**

채소와 과일은 생으로 먹는 것들이 많아 잔류 농약이 중요합니다. 우리나라는 PLS 제도(농약허용물질목록관리제도)로 모든 농약을 사용 등록·기준 관리하며 잔류 기준 없는 농약은 0.01mg/kg 이하로만 허용합니다. 하지만 실제 잔류 농약이 채소나 과일에 어느 정도 들어 있는지 가늠이 어렵고 구체적인 데이터가 없는 실정입니다. 미국 내 환경단체 EWG(Environment Working Group)가 미국 농무부 데이터 분석을 통해 발표한 2025년 Dirty 12, Clean 15를 참고할 만한데요.

▶ **유기농, 무농약으로 사야 하는 제품(Dirty 12)**

식약처 발표에 따르면, 대부분 농산물은 깨끗한 물에 담갔다가 흐르는 물에 씻어내기만 해도 흙이나 잔류농약을 효과적으로 제거할 수 있다고 합니다.

하지만 아래 식품들을 살 때는 좀 더 주의를 기울여 주세요. 원재료를 씻어서 생으로 먹는 제품들이 많고 농약이 축적될 수도 있는 것들입니다.

- 시금치, 딸기, 케일과 겨자잎, 포도, 복숭아, 체리, 천도복숭아, 배, 사과, 블랙베리, 블루베리, 감자

▶ **꼭 유기농이 아니라도 괜찮은 제품(Clean 15)**

농약을 사용하지 않아도 재배가 쉬운 품종 혹은 껍질이 두꺼워서 농약이 속으로 잘 흡수되지 않거나 껍질을 벗겨 먹는 공통점이 있는 것들입니다.

- 파인애플, 옥수수, 아보카도, 파파야, 양파, 완두콩, 아스파라거스, 양배추, 수박, 콜리플라워, 바나나, 망고, 당근, 버섯, 키위

물론 표본이 미국에서 생산, 판매하는 농산물 기준이라서 한국에서 유통하는 품목이나 농약 사용과 직접 비교가 어렵지만, 과일이나 채소를 고를 때 좀 더 꼼꼼히 골라야 하는 품목을 기억해두면 좋습니다.

생활에서는 과일이나 야채는 흐르는 물에 30초 이상 세척, 잎채소는 뿌리 제거 후 잎사귀 벌려 씻기, 데치기·삶기 등 조리법을 바꿔 수용성 농약 일부 제거하기 등을 실천합니다. 또한 장기적으로는 과일과 채소 구입시 친환경·유기농 생산물과 마크를 확인하여 구입하는 것도 좋겠습니다.

● 육류

닭, 돼지, 소 등 육류는 산란촉진제, 성장촉진 호르몬, 항생제를 사용하지 않은 것으로 사면 제일 좋습니다. 마트에서 파는 육류에는 친환경축산물 인증과 동물복지 인증 마크 등이 있습니다.

친환경축산물은 생산방법과 사용자재 등에 따라 다시 유기축산물과 무항생제축산물로 나뉩니다.

유기축산물은 유기농산물의 재배·생산 기준에 맞게 생산된 유기사료를 주면서 인증기준을 지켜 생산한 축산물, **무항생제축산물**은 항생제, 합성항균제, 호르몬제가 첨가되지 않은 일반사료를 주면서 인증기준을 지켜 생산한 축산물입니다. 한마디로 유기축산물이 무항생상제 축산물보다 한 단계 더 높은 인증입니다.

동물복지인증은 농림축산식품부와 축산환경관리원이 공동으로 관리 및 운영하며, 주된 인증기관은 축산환경관리원입니다. 동물복지인증 마크는 동물이 본래의 습성 등을 유지하면서 정상적으로 살 수 있도록 동물복지 기준에 따라 관리하는 축산농장에 대해 인증하는 제도입니다. 동물들이 움직일 수 있는 적정 사육밀도를 준수하고 꼬리 자르기, 송곳니, 뿔을 제거하는 등의 행위를 금지하며 동물들의 습성을 고려한 축산 환경을 구축하는 것이죠.

저도 처음에 헷갈렸는데 동물복지 계란이어도 무항생제 계란이 아닐 수 있습니다.

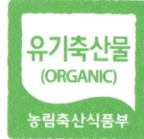 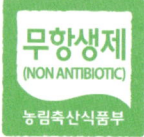 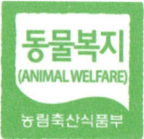

인증마크	사료기준	항생제 사용	동물복지 기준
유기축산물	100% 유기사료	금지	엄격히 적용
무항생제축산물	일반사료 허용	금지	복지 미반영(일반 기준)
동물복지축산물	일반사료 허용	제한적 허용	환경, 행동, 자유 중시

친환경축산물(유기축산물, 무항생제축산물)과 동물복지축산농장은 별개의 제도이기 때문입니다. 쉽게 설명하면 친환경축산물은 사료나 첨가제 등 주로 먹는 것과 관련이 깊고, 동물복지축산농장은 사육환경이나 시설 등 동물복지와 관련된 것입니다.

채소와 축산물 모두 무농약, 무항생제보다는 유기농채소, 유기축산물이 한 단계 높은 인증인 점을 기억하세요.

2. 식품성분표가 있는 식품을 고를 때

마트에 가서 가공식품을 살 때는 뒷면의 식품성분표를 꼭 참고하세요. 영양성분 표기와 원재료명을 주의 깊게 봐야 합니다.

영양성분 표시는 식품에 함유된 영양성분의 정보 표시를 식품 포장에 표시한 것입니다. 열량(에너지), 탄수화물, 당류, 단백질, 지방, 포화지방, 트랜스지방, 콜레스테롤, 나트륨 등 9가지는 반드시 기재해야 하며 영양정보의 기준 확인, 영양성분별 함량 확인, 1일 영양성분 기준치에 대한 비율(%)을 알 수 있습니다.

영양성분 정보	50g당 215kcal	
나트륨	380mg	20%
탄수화물	9g	3%
당류	2g	2%
식이섬유	6g	18%
지방	15g	28%
트랜스지방	0g	
포화지방	8g	53%
콜레스테롤	50mg	17%
단백질	11g	11%

1 영양정보 기준 확인!

2 영양성분별 함량 확인!

3 1일 영양성분 기준치에 대한 비율(%) 확인!

원재료명은 전 성분을 많이 들어간 순서대로 나열하게 되어 있습니다. 될 수 있으면 성분 표기가 간단하고, 내가 읽어도 무엇이 들었는지 알 수 있는 것이 좋습니다.

아래 된장은 가장 많이 든 것이 메주이고 나머지 일부가 천일염입니다. 원재료가 아주 간단하게 표기되어 있는 것이 좋은 제품임을 알 수 있습니다.

● M업체 된장 성분 표기

원재료명
메주 96%[대두100%국산], 천일염(국산)

뭔가 첨가물이 많이 들어간 것들은 성분표 읽기도 복잡합니다. 강황이 몸에 좋다고 해서 카레 가루를 샀는데 첫 번째 성분이 밀가루입니다. 거기다가 정말 다양한 이름의 가루들이 성분명에 써 있는데 이름만 봐서는 어떤 것인지 감이 잘 안 옵니다.

● S업체 카레 성분 표기

원재료명
밀가루(밀 : 미국산, 호주산), 덱스트린, 카레분12%[강황31.95%(인도산), 코리안더(모로코산),쿠민, 훼누그릭, 훼넬, 로즈마리 0.88%, 월계수잎 0.88%], 혼합식용유[팜올레인유(말레이시아산), 팜스테아린유(말레이시아산)], 정제소금, 옥수수분, 복합조미식품, 토마토분, 유크림분, 설탕, o뚜기비프분말, 효모추출물, 변성전분, 치킨파우더, 체다치즈파우더, 과일소스분, 강황분 0.53%(인도산), 조미양념분, 표고버섯엑기스분말, 마늘분

무심코 들른 편의점에서 한끼 식사로 컵라면, 삼각김밥, 참치 샐러드 등의 간편식을 먹는 것은 다량의 첨가물을 한꺼번에 먹는 결과를 초래합니다.

컵라면의 첨가물은 화학조미료, 단백가수분해물, 인산염, 증점제, 탄산칼슘, 유화제, 산미료, 치자색소, 산화방지제, pH조정제 등이 포함돼 있고요. 삼각김밥에는 화학조미료, 스테비아, 카라멜 색소, 글리신, 증점제, 솔비트, 감초, 스테비아, 폴리리신이 첨가되어 있습니다. 참치 샐러드의 첨가물은 유화제, 증점제, 카로티노이드, pH조정제, 화학조미료, 산화방지제가 들어 있습니다.

이렇게 한끼를 먹으면 컵라면 속 20가지 이상의 첨가물, 삼각김밥에는 10~20가지 이상의 첨가물, 참치 샐러드의 참치에 화학조미료와 pH조정세 등 5~6종의 물질이 같이 들어옵니다. 한마디로 편의점 간편 식사를 통해 한끼에 30여 종의 첨가물을 섭취 가능하다는 거죠.

어릴 때부터 생각없이 이런 음식을 먹다 보면, 나이가 들면서 여러 질환에 노출될 가능성이 더 커집니다. 꼭 집밥이 좋다, 외식이 나쁘다를 떠나서 요리를 위해 식재료를 고르거나 편의점에서 한끼를 해결하려 할 때도 성분표를 따져보고 인증 마크를 확인하는 습관이 필요하겠습니다.

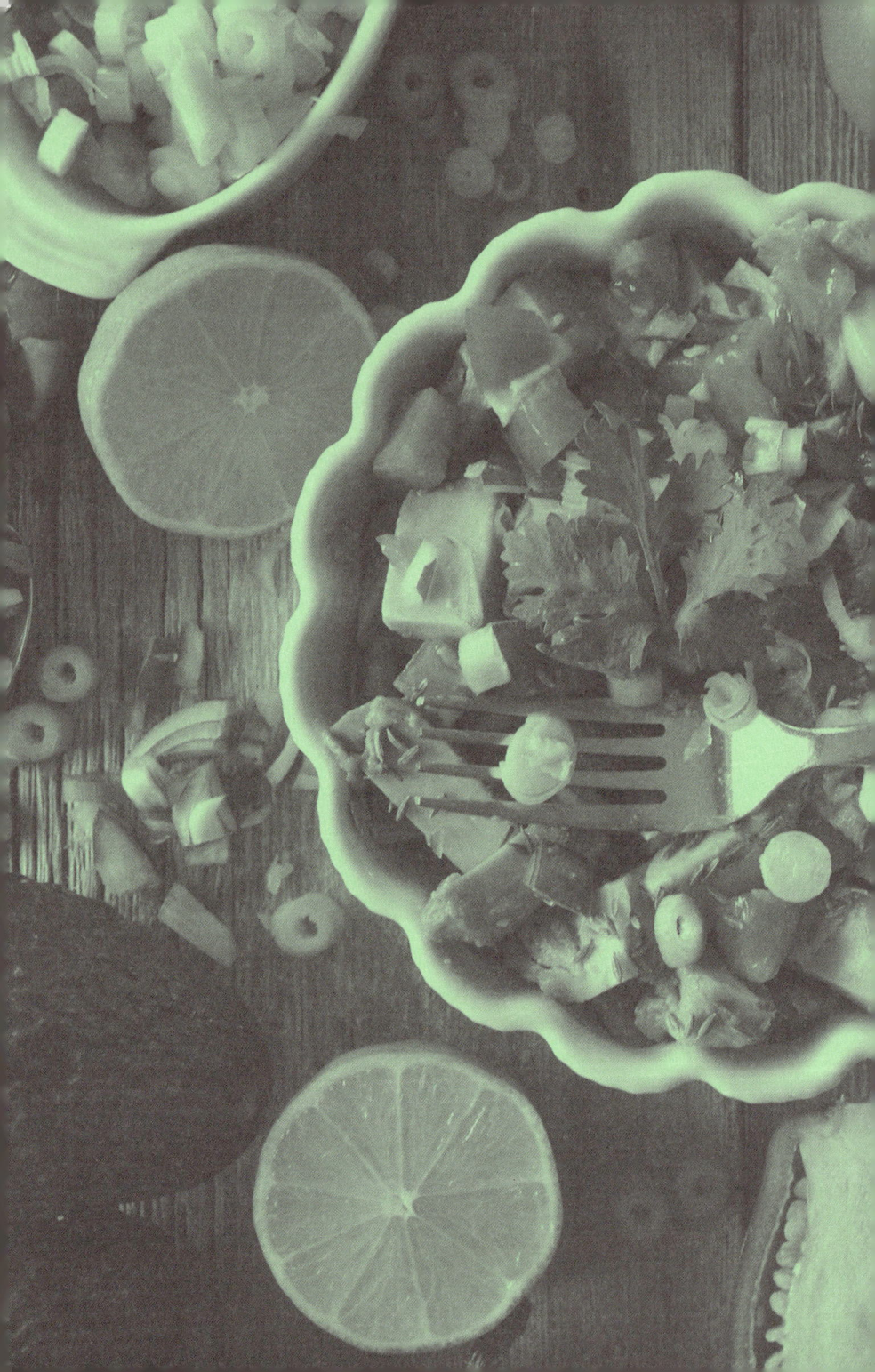

PART 2

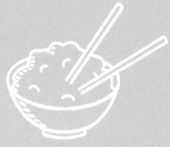

질환에 따른

장수 식사법

건강해도
칼슘, 비타민D, 단백질은 필수!

나이 들면 여기저기 아픈 곳이 늘어갑니다. 그렇다고 모두가 약을 먹거나 아픈 것은 아니죠. 마찬가지로 한참 어린 나이라고 무조건 건강한 것도 아니고요. 젊은 시절부터 몸 관리를 잘 해왔다면 더 오래 건강한 몸을 유지할 수 있을 것입니다. 50세 이상의 신중년, 65세 이상의 노년이라도 건강한 분들은 얼마든지 계십니다. 그분들이 앞으로도 건강한 삶을 유지하기 위해 식사의 어떤 부분에 집중하면 좋을까요?

《2024 만성질환 현황과 이슈》에 따르면, 우리나라 질병 부담 기여 3대 위험 요인은 영양, 음주, 흡연인데요. 이 중 영양 문제가 가장 중요한 질병 부담 요인으로 지목됩니다. 낮은 과일 섭취율, 높은 나트륨 섭취율은 우리나라뿐 아니라 전 세계적으로도 문제가 되고 있고요. 이외에도 채소류, 견과류, 통곡류, 오메가3 지방산 함유 해산물의 낮은 섭취 등이 질병 부담에 영향을 미치는 것으로 보고되었습니다.

《2020 한국인 영양소 섭취기준 활용》의 생애 주기별 주요 영양 문제를 살펴보면, 나이별로 더 자세한 결과를 알 수 있는데요.

50~64세의 남성은 나트륨 섭취 과다〉과도한 알콜 섭취〉칼슘 섭취 부족 순으로, 여성은 칼슘 섭취 부족〉나트륨 섭취 과다〉비타민D 섭취 부족이 문제였습니다. 65~74세 남성은 나트륨 섭취 과다〉칼슘 섭취 부족〉비타민D 섭취 부족, 여성은 칼슘 섭취 부족〉비타민D 섭취 부족〉나트륨 섭취 과다가 문제로 지목되었고요. 75세 이상은 남녀 모두 칼슘 섭취 부족이 첫 번째, 그 뒤로 단백질 섭취 부족과 비타민D 섭취 부족이 보고되었습니다.

요약해 보면, 50세 이상의 신중년 및 65세 이상 노년은 나트륨 섭취 과다와 칼슘 및 비타민D 섭취 부족이 공통으로 나타나며, 노년기 후반으로 갈수록 단백질 섭취 부족이 더 심해진다는 것입니다.

나트륨 섭취 과다에 대해서는 〈소금과 설탕에 대한 오해와 진실〉 파트를 다시 읽고 오셔도 좋습니다. 일상에서 정제염이 많이 든 외식의 횟수나 인스턴트 제품 섭취를 줄이고 라면, 어묵, 햄, 소시지, 감자칩 등 가공식품은 될 수 있으면 적게 섭취하고, 제품을 구입할 때 영양표시에서 나트륨 함량을 확인합니다. 영양표시에는 소금의 함량이 아닌 나트륨 함량이 적혀 있습니다. 소금 1g과 나트륨 400mg은 같은 양입니다.

영양표시란 식품에 함유된 영양 성분의 정보를 식품 포장에 표시한 것으로, 아래 두 가지 영양표시가 적힌 제품이 있다면, 나트륨 함량이 적은 오른쪽 것을 선택하는 것이 좋습니다.

영양정보	총 내용량 468 g 100 g당 518 kcal	
100 g 당		1일 영양성분 기준치에 대한 비율
나트륨 140 mg		7 %
탄수화물 45 g		14 %
식이섬유 4.8 g		19 %
당류 4.8 g		5 %
지방 32 g		59 %
트랜스지방 0 g		
포화지방 7 g		47 %
콜레스테롤 0 mg		0 %
단백질 15 g		27 %
1일 영양성분 기준치에 대한 비율(%)은 2,000 kcal 기준이므로 개인의 필요 열량에 따라 다를 수 있습니다.		

영양정보	총 내용량 360 g(30 g x 12개) 1개(30 g)당 150 kcal	
1개당		1일 영양성분 기준치에 대한 비율
나트륨	57 mg	3 %
탄수화물	16.6 g	5 %
당류	7.2 g	7 %
지방	7.5 g	14 %
트랜스지방	0 g	
포화지방	1.9 g	13 %
콜레스테롤	0 mg	0 %
단백질	4.0 g	7 %
1일 영양성분 기준치에 대한 비율(%)은 2,000kcal 기준이므로 개인의 필요 열량에 따라 다를 수 있습니다.		

또 과일, 야채 등 칼륨이 풍부한 식품의 섭취는 늘리는 것이 좋지만 신장 질환이 있는 경우 칼륨 배출이 잘되지 않기 때문에 섭취량을 무조건 늘리지는 마세요.

칼슘 섭취 부족의 경우, 뼈째 먹는 생선(멸치, 미꾸라지 등), 굴, 콩, 두부 등을 자주 섭취하고, 우유 · 유제품류 1일 1~2회 섭취를 권장합니다. 하지만 우유가 잘 소화되지 않는다면 요구르트와 같은 발효 유제품 또는 두유를 섭취하세요. 이때 칼슘이 강화된 유제품이나 두유를 선택하면 더 좋습니다.

그런데 체내 칼슘 농도 과잉으로 신장결석이나 혈관 석회화 위험을 주의하라는 말 들어보셨나요? 칼슘이 몸 안에 들어오면, 소장에서 비타민D의 도움을 받아 혈관으로 흡수된 후 뼈에 저장이 됩니다. 하지만 이 뼈 저장단계에서 칼슘이 뼈로 가지 않고, 혈관을 막거나 주변 조직에 달라붙어 석회화를 일으키는 경우가 있어 칼슘 섭취를 주의하라는 말이 나온 것입니다. 비타민K2는 MGP(matrix Gla-protein)을 활성화시키는데, 이 활성화된 MGP는 칼슘이 뼈가 아닌 혈관이나 조직에 결합하는 것을 막아줍니다. 또한 비타민K2는 비타민D3가 만든 오스테오칼신을 활성화시킵니다. 이 활성화된 오스테오칼신은 칼슘을 뼈에 침착시켜 뼈를 단단하게 만듭니다.

한마디로 비타민D3와 비타민K2는 뼈 건강을 위해 칼슘과 같이 섭취하면 좋은 비타민들입니다.

비타민D 섭취는 어류(연어, 고등어, 참치 등), 달걀, 버섯류를 자주 섭취하거나 비타민D가 강화된 우유나 치즈를 먹습니다. 비타민K2는 주로 소의 간과 같은 동물성 음식이나 요구르트, 치즈, 청국장, 낫토와 같은 발효식품에 많으니 뼈 건강을 위해 챙겨 드세요.

단백질 섭취 부족은 여러 문제를 일으킵니다. 장기적으로 단백질을 충분히 섭취하지 않으면 근육량 감소, 면역 기능 손상, 상처 치유 악화, 뇌 기능 저하 등이 일어납니다. 근육량과 근력의 저하는 노화가 되면서 일어나기는 하지만 신체 활동량 감소와 단백질 섭취 부족이 근감소증과 노쇠의 위험인자로 제시되고 있으니 양질의 단백질 또는 필수 아미노산의 보충이 필요합니다.

필수 아미노산은 페닐알라닌, 발린, 이소류신, 류신, 트레오닌, 트립토판, 메티오닌, 라이신, 히스티딘 등 체내에서 합성되지 않아 음식으로 섭취해야 하는 것들을 말합니다. 이중 이소류신, 류신, 발린은 측쇄아미노산(branched-chain amino aicd, BCAA)이라 불리며 근육의 합성을 촉진하고 분해를 억제하는 기능을 합니다. 특히 류신(leucine)은 근육량 증가를 돕는데 중요한 역할을 하며, 콩류, 육류, 우유(특히 유청)에 많이 함유되어 있습니다.

콩과 식물, 곡물, 견과류, 씨앗 및 채소와 같은 식물성 제품에서 발견되는 단백질은 종종 하나 이상의 필수 아미노산이 부족하므로 불완전 단백질이라고 합니다. 그래서 식물성 단백질보다 동물성 단백질 보충을 더 우선하는 사람도 있는데요. 일반적으로 동물성 단백질 식품이 식물성 식품에 비해 아미노산의 조성이 우수하고 소화율이 높은 양질의 단백질 식품 급원으로 인식되지만, 동물성 단백질을 과다 섭취하였을 때 대장암, 당뇨병 발생과 같은 만성 질환 위험률 또한 증가한다는 보고들도 있습니다.

동물성 단백질 급원으로 붉은 고기 주 4회 이하, 가금류는 일주일에

2회 이상, 생선은 주 1회 이상 드시라고 하지만 실제는 동물성 단백질 섭취가 부족한 어르신들이 더 많습니다. 이유는 치아나 잇몸이 불편해 고기 종류를 씹기 힘들다고 안 드시는 분들이 많기 때문입니다. 이럴 때는 차, 커피 대신 우유 및 강화 콩 음료 같은 음료를 마시는 것도 좋고요. 식물성 단백질인 통곡물이나 콩 종류를 섞어 밥으로 드시는 것도 단백질 보충의 좋은 방법입니다. 하지만 식사로 보충이 어렵다면 유청 단백질과 같은 양질의 단백질 보충제도 권하며, 운동이 병행되어야 근육으로 간다는 점도 참고하세요.

정리하겠습니다. 현재 건강에 큰 이상이 없다면 평소 드시는 식사를 지금처럼 잘 챙겨 드세요. 곡류, 고기·생선·달걀·콩류, 채소류, 과일류, 우유 및 유제품류로부터 다양한 종류의 식품을 매일 섭취합니다. 술은 절제하고 물은 충분히 섭취합니다.

다양한 식품군을 균형 있게 섭취할 경우 비타민이나 무기질의 추가 보충은 크게 필요하지 않습니다. 다만 저열량식(1,200 kcal 미만)이나 엄격한 채식주의자, 치아 손실이나 질병을 앓고 난 후 입맛 변화 등으로 다양한 식품 섭취가 어려운 경우에는 별도 보충제가 필요할 수 있고요. 앞으로 남은 날도 지금처럼 건강하게 살기 위해서는 나트륨 섭취 과다, 칼슘 및 비타민D 섭취 부족, 단백질 섭취 부족은 미리 신경 쓰세요.

고혈압 관리 및 식사 실천법 :
한국식 DASH 식단

고혈압은 나이, 가족력, 비만, 잘못된 식습관, 음주와 흡연, 운동 부족, 스트레스, 칼륨 섭취 부족, 신장 및 내분비계통 질환 등 다양한 원인으로 생깁니다. 대한고혈압학회에서 발간한《고혈압 치료지침》에 따르면 건강한 식사 습관, 운동, 금연, 절주 등 생활 습관을 바꾸는 것만으로도 고혈압약 한 개 정도의 혈압 강하 효과가 있을 뿐 아니라 이미 먹던 고혈압약의 개수를 줄일 수 있다니 솔깃합니다. 더군다나 생활 습관을 개선하면 혈압을 낮추는 효과 외에 다른 심혈관 위험을 동시에 감소시킨다니 생활 습관 개선은 꼭 필요합니다.

단, 고혈압 2기는 수축기혈압 160mmHg 이상 또는 이완기 혈압 100mmHg 이상인 상태를 말하는데요. 생활 습관을 바꾸며 최대한 노력해도 2기 이상의 고혈압에서는 생활 습관의 개선만으로는 목표 혈압까지 혈압을 낮추기 어려워 한계점도 있습니다. 가장 문제는, 사람의 의지가 생각보다 약하고 지속적인 습관 유지가 힘들어, 차라리 예전처럼 똑같이 살면서 약을 먹는 방법이 더 쉽다는 분들이 계시다는 겁니다.

하지만 이렇게 편하게 생각하다가는 고혈압과 당뇨, 이상지질혈증까지 이어지는 만성질환의 도미노에 빠질 수 있습니다. 따라서 생활 습관 개선의 목표를 고혈압의 완치에 두기보다는, 다른 심혈관질환 위험을 낮추고 약용량을 줄여 삶의 질을 개선한다는 차원으로 접근해야 합니다.

고혈압 치료지침이 제시하는 생활 습관 개선은 운동, 체중감량 외에는 절주, 소금 제한, 식이조절 등 식사에 대한 내용입니다.

운동의 경우 일주일에 5~7회, 한 번에 30분 이상의 유산소 운동인 뛰기, 빠르게 걷기, 줄넘기, 에어로빅, 자전거 타기, 수영 등을 기본으로 하되 등장성 운동이나 등척성 운동을 같이 하길 권합니다. 등장성 운동은 아령이나 덤벨 들기 등 근육이 짧아지거나 늘어나면서 힘을 발생시키는 운동이고요. 등척성 운동은 벽 밀기, 플랭크, 철봉에 매달리기 등 움직임 없이 특정 자세를 유지하며 근육을 수축시키는 운동을 말합니다.

체중감량은 특히 당뇨병, 이상지질혈증, 좌심실비대가 동반된 환자에게 더 도움이 되는데요. 약간 과체중이 오히려 사망률이 낮다는 연구 결과도 있어 무조건 체중을 줄이기보다는 뱃살, 특히 내장지방이 많은 복부비만을 주의하세요. 복부비만은 대사증후군, 당뇨병, 고혈압, 심혈관질환 등 다양한 만성질환을 유발하기 때문에 만병의 근원으로 불립니다. 허리둘레가 남자는 90cm 미만, 여자는 85cm 미만을 권고합니다.

과도하게 술을 마시면 혈압이 상승하고, 고혈압약에 대한 저항성이 올라가기 때문에 절주합니다. 알코올양을 기준으로 남자는 하루 20~30g, 여자는 하루 10~20g 미만으로 줄여야 하는데요. 하루 30g은 맥주 720mL(1병), 와인 200~300 mL(1잔), 정종 200mL(1잔), 위스키 60mL(2샷), 소주 2~3잔(1/3병) 등에 해당하는 양입니다.

소금 제한은 《고혈압 치료지침》에서는 하루 기준 소금 6g(1티스푼 정도의 양)을 제한하라고 하는데요. 일상적인 식사를 하면서 식품에 든 소금의 무게를 재며 제한하기도 힘들 뿐더러 외식의 경우는 더더욱 소금 함량을 알기 어렵죠. 앞에서 설명한 것처럼 정제염이 많이 든 외식의 횟수는 줄이고, 마트에서 산 가공식품은 영양표시에서 나트륨 함량을 확인하는 습관은 필요하나, 몇 번 강조했듯이 극단적인 저염식은 권장하지 않습니다.

식이조절은 DASH(Dietary Approaches to Stop Hypertension) 식단이 잘 알려져 있습니다. 포화지방산, 콜레스테롤, 소금은 적게, 마그네슘, 칼륨, 칼슘, 단백질, 섬유소는 풍부한 식사를 권고하는 이 식단은 미국 국립보건원(NIH: National Institutes of Health)에서 개발한 식사요법인데요. 채소와 과일은 하루 4~5회, 식이섬유는 하루 7~8회, 저지방 유제품은 하루 2~3회, 단백질이 많고 지방이 적은 생선이나 육류를 하루 2회 섭취하도록 권장합니다. 그런데 이렇게만 적어놓으면 실제 식단에서 어떻게 드셔야 할지 감이 안 오죠?

제가 DASH 식단을 한국인 식사에 맞게 적용해 보았습니다.

식사 전에 올리브유를 뿌린 토마토 포함 야채 샐러드를 먹습니다. 기름을 사용할 때는 포화지방이 많은 동물성 기름보다 불포화지방산이 풍부한 올리브유를 활용하는 것이 좋은데요. 샐러드드레싱은 시판 제품 대신 올리브유와 레몬즙 등을 섞어 직접 만들어 먹는 것이 낫습니다. 토마토는 항산화 효과와 심장 건강개선 효과가 있는 라이코펜, 칼륨 등 다양한 영양소가 풍부합니다.

밥은 쌀밥 대신 잡곡밥을 선택합니다. 현미, 귀리, 렌틸콩, 검정콩 등을 흰쌀과 섞으면 식이섬유와 미네랄 섭취가 늘어나고 포만감도 오래가는데요. 잡곡이나 콩의 비율은 먹어보고 자신에게 맞게 결정하세요. 유행이라고 남들을 따라서 과하게 잡곡이나 콩을 섞었다가는 오히려 지속적인 실천이 어려워집니다. 저는 렌틸콩을 많이 섞은 밥이 입맛에 맞지 않아서 다른 잡곡의 비중을 더 늘려서 밥을 짓습니다.

단백질 보충은 붉은 고기보다는 두부, 콩, 생선, 닭가슴살, 계란 등으로 구성된 반찬을 선택합니다. 고등어와 연어 같은 등푸른생선은 오메가3가 풍부해 혈압을 낮추고 혈관 건강에 도움이 되지만 중금속 오염의 위험이 있으니 주 1회 정도만 추천합니다. 대신 두부구이나 계란프라이 등을 활용해도 좋겠지요.

된장국이나 김치찌개처럼 나트륨이 많은 국물 요리는 가급적 국물을 적게 먹습니다. 햄, 소시지, 라면, 인스턴트 식품 등 정제염을 넣은 가공식품은 고혈압 환자의 경우 피해야 하지만, 어쩔 수 없이 가공식품을 먹을 경우에는 앞에서 배운대로 영양성분표를 확인해 정제염이 적게 든 제품을 고릅니다.

DASH 식단에서는 신선한 채소와 과일을 충분히 섭취하라고 하지만 과일은 종류를 가려서 섭취하라고 말씀드립니다. 오렌지, 자몽, 레몬과 같은 감귤류 과일도 괜찮지만 가장 추천하는 과일은 베리류인데요. 딸기, 블루베리, 라즈베리, 크랜베리와 같은 베리류 과일은 고혈압과 같은 심장 질환 위험을 줄이는 데 도움이 됩니다. 베리류에는 과일이 다양한 색을 갖도록 하는 색소인 안토시아닌을 포함한 항산화제가 풍부하며, 혈액 내 산화질소 수치를 높이고 혈류를 방해하는 물질을 줄여 혈압 수치를 낮춥니다.

채소는 신선한 생것이 제일 좋습니다. 생식이나 찜, 삶기 등 재료 본연의 맛을 살리는 조리법을 추천합니다. 아보카도, 브로콜리, 셀러리, 오이, 양배추, 양상추, 시금치 등을 활용한 채소 반찬은 많이 먹어도 좋고요. 더불어 멸치볶음이나 뱅어포 구이, 미역이나 두부 등 칼슘이 풍부한 식품도 많이 드세요.

간식으로는 설탕이 첨가되지 않은 우유와 요구르트, 치즈 혹은 호박씨, 치아씨드, 피스타치오, 호두, 아몬드와 같은 씨앗과 견과류를 먹습니다. 이러한 씨앗이나 견과류는 혈압을 낮추는 데 도움이 되는 섬유질과 아르기닌이 풍부해 간식으로도 좋습니다.

그 외에 마그네슘의 보충도 추천됩니다. 근육과 신경의 이완에 관여하고 혈류를 증가시키기 때문인데요. 호박, 해바라기씨, 연어, 검은콩 등에 들어있습니다. 보충제로 마그네슘을 섭취한다면 일 200~400mg 섭취를 추천하는데요. 눈 밑 떨림, 다리 저림 증상 등 순환장애 개선까지 원한다면 적어도 280mg 이상의 마그네슘이 필요합니다. 단, 마그네슘은 개인에 따라 100mg에서도 설사를 하는 경우가 있으니 이런 경우, 다른 마그네슘 제품으로 바꿔 보거나 식품으로 섭취를 권합니다.

식이조절은 장기적으로 꾸준한 실천이 중요하기 때문에, 나에게 맞는 지속할 수 있는 식품을 찾아 매일 일정하게 드시면 좋겠습니다.

이상지질혈증 관리 및 식사 실천법 :
한국식 지중해 식단

　이상지질혈증이란 혈액 속 콜레스테롤 수치에 이상이 생긴 것을 말하는데요. 지질의 종류에는 동맥경화의 주범으로 알려진 LDL 콜레스테롤, 중성지방, 좋은 콜레스테롤로 불리는 HDL 콜레스테롤이 있습니다. 한국지질·동맥경화학회에서 발간한 《이상지질혈증 팩트시트》를 참고하면, 한국 성인 4명 중 1명은 고콜레스테롤혈증을 가지고 있지만, 특별한 증세를 보이지 않아 고콜레스테롤혈증 환자의 약 30% 정도가 자신의 질환을 인지하지 못하며, 지질을 낮추는 약물 복용률이 약 50% 정도로 나타났습니다.

　여기서 용어에 대한 정리가 필요한데요. 우리가 흔히 이상지질혈증과 고지혈증을 혼용해서 부르지만, 고지혈증은 혈액 내 총콜레스테롤과 중성지방이 비정상적으로 높은 상태를 통칭하는 말입니다. 즉, 혈중 지질이 많다는 의미이고요. 이상지질혈증은 고지혈증보다 범위가 넓은 개념으로, 혈액 내 지질 대사 이상으로 수치가 높거나 낮은 모든 비정상 상태를 뜻합니다. 그래서 이상지질혈증은 어떤 콜레스테롤이 높은지 혹은 낮은지에 따라 나뉘는 포괄적 개념으로 아래 세 가지가 있습니다.

고콜레스테롤혈증은 혈중 총콜레스테롤이 높거나 LDL 콜레스테롤이 정상 기준 이상으로 상승한 상태입니다. 보통 총콜레스테롤이 230~240mg/dL 이상, LDL이 150~160mg/dL 이상일 때 진단합니다. 주로 LDL 콜레스테롤이 동맥벽에 쌓여 동맥경화와 심혈관질환 발생 위험을 높이는 것이 주요 원인입니다.

고중성지방혈증은 혈중 중성지방(트리글리세라이드)이 200mg/dL 이상으로 증가된 상태입니다. 중성지방은 에너지원으로 사용되는 지방이며, 급격한 식사 변화나 음주, 비만 등에 의해 쉽게 영향을 받습니다. 중성지방 수치가 높으면 당뇨, 비만 등 대사질환과도 연관이 깊습니다.

저HDL 콜레스테롤혈증은 HDL 콜레스테롤이 40mg/dL 이하로 낮을 때 해당합니다.

그럼 유형별로 식사 관리를 어떻게 신경 써야 하는지 살펴보겠습니다.

고콜레스테롤혈증에서의 식사관리

 탄수화물 섭취를 콩류, 과일 및 채소류, 전곡류 등에 포함된 식이섬유, 특히 수용성 식이섬유로 보충하면 콜레스테롤을 직접 낮추는 효과가 있다고 합니다. 이상지질혈증의 관리를 위해 식이섬유 섭취량이 1일 25g 이상 될 수 있도록 식이섬유가 풍부한 식품을 충분히 섭취합니다. 그럼 식이섬유 25g은 어떻게 먹어야 할까요?

 한끼 혹은 하루 식단에 밥은 현미나 보리, 귀리 등 잡곡(잡곡밥 대략 5g), 매끼 반찬은 채소나 해조류(시금치/미역 등 반찬 2종 80g 약 3g, 김치 30g 약 1g, 콩나물무침 50g 약 1.5g 등), 콩류(두부 반모 150g 약 2g) 등을 구성합니다. 간식은 하루 두 번 과일(껍질째 먹는 사과 1개 3g, 바나나 1개 약 2g) 또는 견과류(아몬드/호두 등 20g 약 2g) 등을 섭취합니다. 식이섬유 섭취 시 하루 물 1.5~2L 정도를 섭취하는 것도 잊지 마세요. 매끼마다 잡곡밥, 다양한 나물·채소반찬, 제철 과일과 견과류를 포함시키는 것이 핵심입니다.

 지방은 무조건 줄이는 게 좋을까요? 《코크란 리뷰(Hooper et al., 2012)》에 따르면, 지나친 지방 섭취의 제한은 상대적으로 탄수화물 섭취를 증가시키고, 혈중 중성지방 및 HDL 콜레스테롤 수치에 부정적인 영향을 미칠 수 있습니다. 따라서 지방 섭취량을 줄이는 것보다 지방의 조성을 포화지방에서 불포화지방으로 변경하는 것이 총콜레스테롤 및 LDL 콜레스테롤 수치를 낮추는데 더 효과적인 것으로 확인되었습니다.

포화지방산은 혈중 LDL 콜레스테롤 수치에 가장 큰 영향을 미치는 식사요인입니다. 이상지질혈증 지침에서는 이를 위해 포화지방산 섭취량을 에너지 섭취량의 7% 이내로 관리하도록 권장합니다. 비슷한 맥락으로 트랜스지방산은 포화지방산과 유사한 수준으로 LDL 콜레스테롤 수치를 상승시키니 최대한 적게 먹는 것을 목표로 합니다.

콜레스테롤 섭취를 줄이면 LDL 콜레스테롤 수치가 낮아질 것 같은데 실제로는 명확한 결과가 나오지 않았습니다. 콜레스테롤 섭취를 주의하되 제한하지는 않습니다.

고중성지방혈증에서의 식사관리

고중성지방혈증은 탄수화물과 당류 섭취를 주의해야 합니다. 저탄수화물 섭취가 저지방 섭취보다 혈청 중성지방의 감소가 더 컸습니다. 또한 당류의 과잉 섭취는 중성지방의 증가와 관련이 있었기 때문에 첨가당 섭취량도 줄일 필요가 있습니다.

고콜레스테롤혈증과 마찬가지로 지방 섭취를 지나치게 제한하는 경우 탄수화물 섭취 증가로 인해 혈청 중성지방이 상승할 수 있으므로, 총지방 섭취량을 적정수준으로 유지합니다. 또 포화지방산 섭취를 다가불포화지방산 또는 단일불포화지방산으로 대체하세요.

기억할 것은 고중성지방혈증의 경우 오메가3 불포화지방산이 병원에서 전문의약품으로도 처방된다는 것입니다. (오마코, 뉴마코 등) 병원에서 처방받는 오메가3는 중성지방의 수치를 낮추기 위한 식이요법의 보조제 개념이며, 흔히 우리가 온라인에서 사는 건강기능식품이 아니라 약의 개념입니다. 보통 하루 EPA 및 DHA로 2~4g 처방됩니다.

식이섬유 섭취는 총콜레스테롤, LDL 콜레스테롤과 함께 중성지방의 감소 효과도 보이니 하루 25g 이상 충분히 섭취합니다.

술(알코올)은 하루 1~2잔 이내로 제한하며, 가급적 금주합니다.

저HDL 콜레스테롤혈증의 식사관리

탄수화물 섭취를 줄이고, 이를 불포화지방산으로 대체하여 섭취하고, 포화지방산을 식이섬유로 대체하세요. 트랜스지방산 섭취를 피합니다.

지중해식 식사 : 한국 식사에 적용하기

최근에는 각각의 영양소가 아니라 식품들의 섭취 양상 또는 조합에 따라 분류되는 전반적인 식사 패턴이 중요합니다. 대표적인 것이 앞에서 고혈압에 적용되었던 DASH 식단과 지중해식 식단이 있습니다.

지중해식 식사는 지중해 인근 지역 국가들에서 발견되는 전통적인 식사 형태로, 주요한 식품 구성은 통곡류, 콩류, 견과류, 과일류, 채소류, 올리브유로 구성되어 있습니다.

지중해식 식단의 가장 큰 특징은 지방 섭취 비율이 높지만 단일불포화지방산 섭취가 포화지방산 섭취의 두 배 이상이라는 점이며, 대부분 단일불포화지방산 섭취는 올리브유로부터 얻는다는 것입니다.

우리나라 식사에 맞게 이상지질혈증에 맞는 식사로 적용해 본다면, 밥은 잡곡, 통밀 등 통곡류 등을 넣어 짓습니다. 밥 대신 버터나 마가린이 주성분인 빵, 케이크, 도넛 등은 주의합니다.

국은 될 수 있으면 기름기를 제거한 국을 먹고, 햄, 소시지, 베이컨 같은 육가공품을 줄입니다. 대신 생선이나 콩, 두부, 달걀 등을 반찬으로 먹고 신선한 채소나 해조류를 섭취합니다. 요리에 사용하는 기름은 올리브유를 주로 사용하고 샐러드드레싱도 저지방이나 무지방 드레싱을 사용하세요.

간식은 저지방 우유나 유제품, 호두 등 견과류를 먹습니다.

정리해 봅니다. 잡곡이나 현미, 통밀 등의 통곡 식품의 섭취 비중을 높이고, 채소, 콩류, 생선류, 과일류, 유제품 등의 식품이 포함된 식사를 합니다. 단일불포화지방산 섭취는 올리브유로부터 얻지만, 다른 식이법들과 달리 이상지질혈증 식단에서는 나트륨에 대한 제한은 따로 없습니다.

당뇨 관리 및 식사 실천법 :
혈당 관리와 같이 해야 하는 저혈당 관리

당뇨병은 췌장에서 분비되는 인슐린이 부족하거나 인슐린이 효과적으로 작용하지 않아 생깁니다. 체내에서 흡수된 포도당이 에너지로 사용되려면 인슐린이 필요한데, 당뇨는 혈액 속의 당이 에너지로 사용되지 않고 혈액 안에 쌓여 고혈당 증상이 나타나며 소변으로도 당이 배출됩니다. 우리나라 성인 30세 이상 7명 중 1명, 65세 이상 10명 중 3명이 당뇨병 환자라고 하는데요. 당뇨로 진단받고도 증상이 없다고 치료하지 않는 경우, 신부전, 신경 장애, 당뇨병성 망막병증 등 합병증 위험이 있기 때문에 반드시 혈당조절이 필요합니다.

당뇨병과 당뇨 전 단계는 나이가 많아지면 급작스럽게 증가하는데요. 이유는 노화로 인한 인슐린 생성 감소, 인슐린 저항성과 체지방 증가, 활동량 감소, 다양한 약 복용, 유전 및 동반 질환 때문입니다.

대한당뇨병학회에서 발간한 《2025 당뇨병 진료지침》에서 당뇨병과 식사에 관련된 몇 가지 권고 사항을 참고해 제 의견을 보태보겠습니다.

• 당뇨병 환자는 총에너지 섭취를 줄입니다. 이는 과체중이거나 비만한 성인을 기준으로 체중을 5% 이상 감량하라는 의미입니다. 이를 오해하여 65세 이상 노인이 체중을 무작정 감량할 경우 비만보다 영양 불량의 문제가 더 심각해져 주의가 필요합니다. 영양 불량은 상처 치료를 지연시키고 감염률을 증가시키며, 우울증과 인지장애에도 영향을 미치기 때문입니다.

• 지중해식, 채식, 저지방식, 저탄수화물식, DASH식은 개인의 선호에 따라 적용합니다. 이러한 식사 패턴들은 여러 논문을 통해 혈당개선, 체중감량, 심혈관질환 위험 감소에 대한 장기적인 이득을 확인하였습니다. 반면 앞에서 설명한 '간헐적 단식'은 2형 당뇨병 환자에서 체중감량과 혈당개선 효과를 인정받아, 미국당뇨병학회에서 2023년 당뇨병 진료지침부터 당뇨 관리 식사 중 하나로 포함되었으나 아직은 장기적인 이득에 대한 연구결과가 더 필요합니다. 어떠한 식사법을 선택하든지 평소 식습관과 차이가 크거나 특정 식품만을 과도하게 섭취하는 것은 좋지 않습니다. 또 인슐린이나 설포닐유레아(아마릴, 디아미크롱서방정 등)와 같은 저혈당 발생 위험이 큰 약물을 사용

중이거나 심혈관질환이나 다른 당뇨합병증을 동반한 경우, 영양 불량 위험이 높은 노인, 임산부, 수유부는 반드시 전문가와 상담을 통해 식사 패턴을 관리하세요.

- 탄수화물, 단백질, 지방의 이상적 섭취 비율은 없지만, 과도한 탄수화물 섭취는 제한합니다. 탄수화물 섭취 비율이 45% 미만인 식사를 저탄수화물 식사, 탄수화물 섭취 비율 10% 미만인 경우는 초저탄수화물 식사로 정의하는데요. 혈당 개선을 위해 총 탄수화물 섭취를 줄이는 것은 필요하지만, 지나친 탄수화물 섭취의 제한은 필수영양소 결핍, 저혈당 및 케토산증 위험을 초래할 수 있습니다. 특히 SGLT2 억제제(포시가, 자디앙 등)를 복용 중인 환자, 영양 불량 위험이 높은 환자, 고령자 및 임신 또는 수유 중인 여성에서는 권장되지 않습니다. 탄수화물을 줄였다면, 줄인 탄수화물의 양만큼 단백질과 지방의 급원 식품을 더 건강하게 선택해야 함도 잊지 말아야겠습니다.

- 식이섬유가 풍부한 통곡류, 콩류, 채소, 생과일의 섭취를 통해 양질의 탄수화물을 섭취합니다. 나쁜 탄수화물로 알려진 것이 바로 정제 탄수화물인데요. 정제 탄수화물 대신 식이섬유가 풍부한 통곡류, 콩류, 채소 및 생과일로부터 탄수화물을 섭취하면 당뇨병, 심혈관질환 및 사망률 감소에 도움이 됩니다. 단, 당류 함량이 많은 과일은 혈당을 빠르게 높일 수 있어 생과일 형태로 적정량 섭취가 필요하며 과

일이라도 농축 과즙 형태는 혈당을 더 높일 수 있습니다.

• 첨가당 섭취를 최소화하기 위해 가당 음료 섭취를 줄입니다. 첨가당은 식품 제조나 조리 과정에서 첨가된 당과 시럽을 말합니다. 첨가당은 가당음료에 많이 들어가는데, 가당음료를 1회 섭취할 때마다 2형 당뇨병과 총사망률의 상대위험도가 각각 20%와 8% 증가합니다. 그래서 대안으로 나온 것이 설탕을 대신하여 식품에 단맛을 부여하는 인공감미료를 넣은 것인데요. 인공감미료는 체내에서 소화되지 않고 배출되기 때문에 혈당에 영향을 주지 않으며, 당지수와 칼로리가 낮아 단맛을 즐기면서도 총 당질 섭취를 줄여 혈당조절에 도움이 됩니다. 하지만 시중에 판매되는 음료 제품들은 인공감미료 성분이 100%가 아니라 단순당도 함께 포함된 제품들도 많아 주의가 필요합니다. 결론적으로는 음료수 하나도 여러 가지를 따져가며 사야 하니, 당뇨병이 있다면 시판 음료 말고 평소에 물을 마시는 습관을 길러보세요.

• 단백질 섭취를 제한할 필요는 없습니다. 신장 질환이 있는 경우도 과다 섭취나 엄격한 제한을 피합니다. 신장 질환이 있으나 투석을 하지 않는 경우는 일반인과 동일하게 단백질을 섭취하되, 과다 섭취(총에너지의 20% 이상, 1.3g/kg/day 초과)는 알부민뇨 증가와 신장 기능 저하를 악화시킬 수 있으므로 피해야 합니다.

- 포화지방산과 트랜스지방산이 많은 식품은 불포화지방산이 풍부한 식품으로 대체합니다. 불포화지방산이 풍부한 식품으로 대체하면 혈당 개선과 심혈관질환 위험 감소의 이득을 기대할 수 있습니다. 식물성 기름인 들기름과 호두 등 견과류, 연어, 고등어, 꽁치, 참치, 멸치, 정어리 등의 등푸른생선에는 오메가3 등 다가불포화지방산(EPA, DHA)이 많이 들어 있습니다. 그 외에도 아보카도와 같은 과일, 김, 미역 등 일부 해조류에도 불포화지방산이 포함되어 있으니 다양한 식품을 골고루 드세요.

- 나트륨 섭취를 하루 2,300mg 이내로 권하는데 이 수치는 《2020 한국인 영양소 섭취기준》에서 만성질환 위험 감소를 위한 나트륨 섭취 권고량, 앞서 본 2022년 대한고혈압학회 진료지침의 하루 소금 섭취 6g 제한과 같은 맥락입니다. (소금1g=나트륨 400mg) 즉, 이 숫자가 절대적인 목표라기보다는 과도한 나트륨 섭취를 줄이는 것이 혈압과 심혈관질환 위험 개선에 도움이 될 수 있다는 정도로 참고하면 됩니다. 여러 번 강조했듯이 저염식을 하는 것은 추천하지 않습니다.

- 대한당뇨병학회에서는 혈당 개선을 위한 비타민, 무기질 등의 보충제 투여를 권하지 않지만, 시중에는 혈당 개선에 도움을 준다는 다양한 건강기능식품이나 식품이 나옵니다. 비타민D, 비타민C, 비타민E, 마그네슘, 아연, 칼슘 및 셀레늄 같은 미량영양소 보충이 당뇨에 이

득이 있다는 연구 결과가 부족하고, 계피, 커큐민, 돼지감자, 여주 등 혈당 개선에 효과가 있다고 알려진 식품 혹은 그 가공품 역시 충분한 근거를 보여주지 못하고 있습니다. 아마 당뇨에 효과가 있다면 이미 이 성분들이 약으로도 나왔겠지요.

결론적으로는, 특정 미량영양소와 그 보충제의 효과에 초점을 맞추기보다는 통곡류, 콩류, 채소와 생과일 등 다양한 식품을 통해 비타민과 미네랄을 보충할 것을 추천하는 것이고요. 단, 메트포르민(다이아벡스, 메트포르민서방정 등)의 장기 사용과 비타민B12 결핍의 연관성은 알려져 있으므로, 메트포르민을 장기간 복용하는 환자 중 원인을 알 수 없는 빈혈이나 말초신경병증이 있는 경우에는 비타민B12의 수치를 측정하고 이를 보충하는 것도 좋습니다.

• 가급적 금주를 권합니다. 당뇨병합병증과 간질환이 없고 혈당조절이 양호한 당뇨병환자는 음주를 반드시 금지할 필요는 없습니다. 하지만 인슐린이나 인슐린 분비촉진제(설포닐유레아 계열의 아마릴, 디아미크롱 등/메글리티나이드 계열의 노보넘정, 파스틱정 등)를 사용하는 환자는 적절한 음식 섭취 없이 음주할 경우 심한 저혈당이 발생할 수 있어, 적절한 식사와 함께 음주를 하고, 음주 전후에 혈당을 자주 측정하여 저혈당 발생을 방지해야 합니다. 무엇보다도 음주 시 섭취량의 절제가 쉽지 않기 때문에 장기적인 건강을 생각한다면 금주하시는 것을 추천합니다.

• 저혈당관리 : 당뇨인들에게 생각보다 빈번하게 문제되는 경우가 저혈당입니다. 제가 근무하는 곳의 투약구에도 사탕을 비치해 두고 있는데요. 실제 의자에서 다섯 걸음 떨어진 투약구로 걸어오지 못하고 기진맥진하시는 분들이 종종 계시기 때문입니다. 저혈당의 증상은 빈맥, 식은땀, 불안감, 배고픔, 의식 혼미, 기력약화, 어지러움 등입니다. 인슐린 또는 경구혈당강하제 용량이 너무 높거나, 식사를 거르거나 식사량이 줄었을 때, 과도한 운동, 과음 등이 저혈당의 원인이 될 수 있습니다.

이럴 때는 설탕 또는 꿀 한 숟가락(15ml), 요구르트 1.5개(100ml), 주스나 탄산음료 3/4컵(175ml), 사탕 3~4개 등 급격하게 당을 올릴 수 있는 단순당이 필요합니다.

당뇨병 환자의 경우 높은 혈당 관리 뿐 아니라 갑자기 발생할 수 있는 저혈당까지도 관리해야 하니 식습관에 더 신경 쓰세요.

골다공증 관리 및 식사 실천법 :
피해야 할 음식과
골다공증약 복용법

뼈 조직은 고정된 것이 아니고 끊임없이 생성과 소멸을 반복합니다. 뼈에 영양분이 공급되면 구성 세포의 생성과 소멸이 이뤄지는데, 노화, 폐경, 영양 결핍 등의 원인으로 조골세포(osteoblast)에 의한 골 생성보다, 파골세포(osteoclast)에 의한 골 흡수가 커지면 뼈가 약해집니다. 골량(bone mineral density)의 감소와 뼈의 형태를 유지하는 미세구조(microarchitecture) 이상으로 뼈의 강도가 약해지고, 키가 줄어들고 척추가 굽어지게 되는 전신질환이 우리가 흔히 골다공증이라고 부르는 질환입니다. 특히 여성의 경우 폐경으로 에스트로겐 분비가 저하되면 골다공증이 더 많이 발생합니다. 한편 골감소증은 골밀도가 정상보다 떨어진 '경계 단계'이며, 골다공증은 골밀도의 감소가 심해져 실제 골절 위험성이 크게 증가한 '질환 단계'로 구분할 수 있습니다.

2023년 발간된 대한골대사학회 Fact Sheet에 따르면, 우리나라 50세 이상 골다공증의 유병률은 22.4%, 골감소증 유병률은 47.9%로 성인 5명 중 1명이 골다공증 환자이고 2명 중 1명은 골감소증입니다. 또한 연령이 증가할 때마다 골다공증 환자의 비율이 더욱 증가합니다. 이에 칼슘과 비타민D를 적절히 섭취하여 성인 초기에 최적의 최대골량을 달성하고 폐경기 골손실을 줄여 골다공증성 골절을 예방하는 것이 최선입니다.

칼슘과 비타민D, 비타민K2 섭취는 2장의 첫 번째 글에도 나왔는데요. 뼈 건강을 위해 여기서는 조금 더 자세히 다뤄보겠습니다.

● **칼슘** : 성인기 골격 유지기의 건강 목표는 칼슘 균형을 최대한 유지하는 것입니다. 폐경 여성과 노인에서는 정상적인 노화 과정으로 골 소실이 진행되며, 여성은 폐경 후부터 60대 또는 70대까지 급격히, 남성은 여성보다 완만한 속도로 골 소실이 일어나기 때문에 골다공증의 예방과 치료를 위해, 칼슘이 풍부한 음식을 섭취하도록 권고하며, 그래도 부족한 경우는 칼슘 보조제를 사용할 수 있습니다.

식품과 보조제를 포함해서, 칼슘 섭취의 하루 총 권장량은 800~1,000mg입니다.

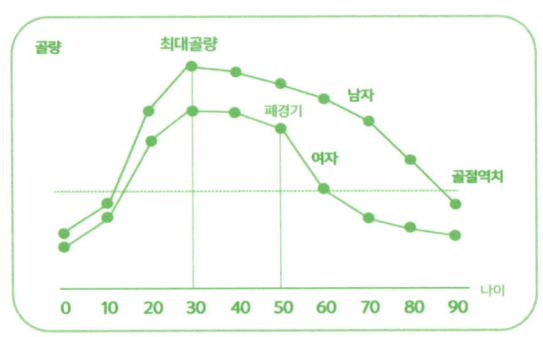

아래 표는 칼슘의 주요 급원식품입니다. 1회 분량은 《2020 한국인 영양소 섭취기준 활용》편, 칼슘 함량은 농촌진흥청 《국가표준식품성분표》 제10개정판을 참고한 수치입니다.

● **칼슘의 주요 급원식품 (1회 분량당 함량)**

식품	1회 분량(g)	칼슘(mg)	식품	1회 분량(g)	칼슘 (mg)
미꾸라지	60	720	우유	200	226
멸치	15	373	요구르트(호상)	100	141
굴	80	342	치즈	20	125
홍어	60	183	들깻잎	70	207
명태	60	65	건미역	10	111
두부	80	51	채소음료	100	95
대두	20	32	상추	70	85
달걀	60	31	콩나물	70	37
깨	5	43	양배추	70	32

한국인의 평균 칼슘 섭취량은 권장량보다 부족해, 일정 부분 보충제의 도움을 받는 것도 좋습니다. 2022년 대한골대사학회에서 50세 이상 남성과 폐경 여성을 대상으로 한 〈칼슘과 비타민D 권고안〉에서 칼슘은 음식을 통한 보충을 기본으로 하되, 칼슘 800~1000mg, 비타민D 1일 800~1000IU를 추천했습니다. 보충제 칼슘은 1회 복용량이 500mg 이상 되면 흡수율이 떨어집니다. 1회 복용량을 500mg 이하로, 필요시 하루 2~3회로 나누어 복용하세요. 1일 칼슘 섭취량이 1,200~1,500mg 이상인 경우 신장결석이나 심혈관 질환, 뇌졸중 등의 발생 위험을 높일 수 있다는 보고가 있습니다. 특히 고령이거나, 심혈관질환 또는 신부전이 있는 환자가 칼슘보조제를 과다하게 섭취하는 경우 심근경색과 같은 심혈관질환의 위험이 증가될 수 있으므로 주의합니다.

• 비타민D : 근육섬유의 발달과 성장에 필수적인 인자로 근육세포의 칼슘 섭취를 조절하는 한편, 근육단백의 합성과 근육세포의 증식 및 분화를 조절합니다.

비타민D의 자연적인 급원 식품은 등푸른생선, 어류의 간유, 달걀노른자, 버섯류, 비타민D 강화 우유나 치즈, 요구르트 등도 있습니다.

● 비타민D의 주요 급원식품 (1회 분량당 함량)

식품	1회 분량 (g)	비타민D (μg)	식품	1회 분량 (g)	비타민D (μg)
연어	60	19.8	방어	60	3.2
달걀	60	12.5	어패류 부산물(내장)	60	3.0
꽁치	60	7.8	임연수어	60	2.8
잉어	60	7.4	볼락	60	2.7
전갱이	60	7.0	넙치(광어)	60	2.6
어패류 알젓	40	6.8	두유	200	1.9
조기	60	5.1	고등어	60	1.5
쥐치포	15	5.1	메추리알	60	1.4
오징어	80	4.8	연유	20	1.4
돔	60	3.4	오리고기	60	1.2
미꾸라지	60	3.3	시리얼	30	1.1

● 비타민K2 : 비타민K2는 오스테오칼신의 합성을 촉진하여 뼈의 미네랄화에 중요한 역할을 하며 골절치유에도 필요한 성분입니다. 비타민K가 많은 음식(녹색채소, 과일, 고기, 발효식품 등)도 도움이 될 수 있습니다.

- **피해야 할 식품들** : 커피, 콜라, 홍차 등 카페인을 많이 함유한 음료는 신장에서 칼슘배설을 증가시켜 골다공증에 좋지 않은 영향을 줄 수 있으므로 마시지 않거나 하루 2잔 이하로 제한합니다. 탄산음료에는 인이 다량 함유되어 있어, 뼈의 칼슘을 빼내는 작용을 하므로 피하세요. 알코올은 칼슘 배설을 촉진시켜 골다공증을 악화시킬 수 있으니 음주는 피합니다.

- **골다공증 약 복용중이라면** : 골다공증 약으로 비스포스포네이트계열(알렌드로네이트: 포사맥스정/이반드로네이트: 본비바정/리세드로네이트: 악토넬정 등)을 복용하고 있다면 이 약들은 공복에 복용해야 약효를 발휘하므로, 아침에 일어나 앉거나 서 있는 상태에서 충분한 양의 물 약 200ml로 복용합니다. 순수한 물 이외는 흡수를 방해하므로 미네랄 워터로도 복용하지 마세요. 여기서 말하는 순수한 물이란 일반생수, 수돗물(끓인 물 포함), 정수기 물 등을 말합니다. 또한 다른 약과도 같이 복용하면 안 되고 씹어서도 안 됩니다.

알렌드로네이트와 리세드로네이트 복용 후 적어도 30~60분까지는 제산세나 다른 약, 음식, 음료(우유 포함), 칼슘제, 비타민제 또는 건강기능식품(식이보조제) 등도 섭취하지 마세요.

암 예방 관리 및 식사 실천법 :
암 예방 영양제가 있을까?

　2018년에 발간된《Diet, Nutrition, Physical Activity and Cancer : a Global Perspective》는 세계암연구기금(WCRF)과 미국암연구소(AICR)의 전문가 보고서입니다. 이 보고서는 암 예방과 생존을 위한 식품, 영양, 신체활동에 관한 연구를 종합 분석한 결과를 담고 있습니다. 특히 암 발생의 30~50%가 예방 가능하며, 유전적 변이와 생활 습관이 복합적으로 작용해 발생하기 때문에 건강한 식습관과 신체활동을 통한 체중 관리로 암 위험을 크게 낮출 수 있다는 것을 강조합니다. 과일, 채소, 통곡물, 콩류 등 건강한 식품 섭취를 권장하며, 가공육, 적색육, 고지방 음식, 당분이 많은 음료는 섭취를 줄이고 금연과 절주는 필수적이란 내용이 담겨 있습니다.

　이를 자세히 살펴보면, **신체활동을 통한 건강한 체중 관리**는 생활 습관에 대한 것입니다. 과체중이나 비만은 여러 암의 발생 위험을 높입니다. 건강한 체중을 유지하기 위해서는 과식과 불필요한 간식을 피하고 규칙적으로 운동하는 습관을 기르도록 합니다. 또한 세계보건기구(WHO)는 성인에게 매주 중등도 강도로 최소 150분 이상의 운동이나 최소 75분 이상의 격렬한 유산소 신체활동을 포함하여 매일 활동적인 상태를 유지하도록 권고합니다. 규칙적인 운동뿐 아니라 앉아 있거나 누워 있는 시간을 줄이는 것도 도움이 됩니다.

식이 파트는 국립암센터에서 발간한 《암예방을 위한 지식교과서 FACT BOOK : 식이영역》을 참고로 더 자세히 살펴보겠습니다.

통곡물, 콩류, 채소, 과일이 풍부한 음식을 섭취합니다

통곡물이란 껍질을 벗기지 않고 곡식의 겉껍질, 배아 그리고 속 부분까지 모두 포함된 곡물로, 식이섬유와 미량영양소가 풍부하므로 암 예방에 도움이 됩니다. 통곡물을 섭취하면 대장암 발생 위험을 낮추는 데 도움이 될 수 있다는 여러 연구가 있습니다. 정제 과정에서 식이섬유, 마그네슘, 비타민B 등 유익한 영양소가 제거된 정제 곡물보다는 통곡물을 섭취하는 것이 암 예방에 도움이 됩니다.

대표적인 **콩류 식품**으로는 대두, 두부, 렌틸콩, 병아리콩 등이 있으며 이는 적색육과 가공육 대체 식품으로 중요한 단백질 공급원이고, 주요 식물성 식품으로 식이섬유, 영양소 및 파이토케미컬이 풍부하여 암 예방과 체중 관리에 도움이 될 수 있습니다.

과일과 채소에 든 다양한 비타민, 무기질, 식이섬유, 생리활성물질 및 항산화제 같은 영양 성분들은 우리 몸의 세포가 손상을 받아 암세포로 발전하는 것을 예방합니다. 식물성 식품을 충분히 섭취하면 전체적인 식사의 열량이 낮아져 건강 체중 유지에도 도움이 됩니다. 과일과 채소의 섭취는 특히 구강암, 인후두암, 식도암, 위암, 폐암, 대장암 등의 위험을 낮추는 데 효과가 있습니다. 과일과 채소를 섭취할 때에는 다양한 색깔과 종류를 선택하며 채소류(생채소, 나물, 샐러드, 쌈류 등)를 매일, 매끼니 충분히 먹고, 과일은 매일 1회 이상 간식으로 섭취합니다.

붉은 고기 및 가공육 섭취는 제한합니다

소고기, 돼지고기와 같은 붉은 육류에 들어 있는 헴(heme) 성분은 과다하게 섭취할 경우 발암 요인인 N-니트로소 화합물(N-nitroso compounds)의 생성에 관여해 대장암의 위험을 높입니다. 또 육류를 고온에서 조리하거나 직화 구이를 할 경우 발암물질(Heterocyclic amines, polycyclic aromatic hydrocarbons)이 발생할 수 있으므로 직화 구이나 탄 음식은 피합니다. 적색육은 단백질 섭취에 중요하므로 적정량을 섭취하되, 구워 먹기보다 삶거나 끓여 먹는 조리법을 사용하는 것이 좋습니다.

또한 세계암연구기금(WCRF)은 닭, 생선 등의 백색육 섭취는 암 발생과 유의한 연관성이 관찰되지 않아 백색육 섭취를 권장한다고 제안합니다. 적색육 위주의 식사를 하기보다는 가금류, 생선·달걀·콩류, 유제품류 등 다양한 식품군으로 구성된 균형 잡힌 식사가 좋습니다. 한편 햄, 베이컨, 소시지와 같은 가공육은 질산염, 아질산염과 같은 발암물질을 함유하고 있으며 화학 첨가물이나 소금의 함량도 높은 편이기 때문에 가공육은 가능한 한 섭취하지 않는 것이 좋습니다.

지방, 전분, 설탕 함량이 높은 패스트푸드 및 기타 가공식품은 섭취 제한합니다

패스트푸드, 반조리식품, 스낵류, 제과류 및 디저트, 사탕류(캔디) 등을 포함한 지방, 전분 또는 당 함량이 높은 가공식품의 섭취를 제한합니다. 고열량 식품, 특히 지방이나 설탕 함량이 높은 가공식품을 과다하게 섭취하는 경우 비만의 위험이 증가해 다양한 암의 발생 위험이 높아지기 때문이지요.

가당함유 음료는 제한, 물이나 차, 설탕 없는 커피, 우유를 추천합니다

탄산음료, 에이드, 주스 등 당분이 많이 함유된 음료는 포만감 없이 열량 섭취를 늘려 비만의 원인이 되며, 체지방 증가는 식도암, 췌장암, 간암, 대장암, 유방암, 자궁내막암, 신장암 등의 발생 위험을 증가시키니 피하는 것이 좋습니다.

수분을 충분히 보충하기 위해서는 물이나 차, 설탕을 첨가하지 않은 커피와 같은 무가당 음료를 마시는 것이 좋은데요. 차나 녹차는 방광암, 커피는 간암과 자궁내막암의 발생 위험을 줄일 수 있으나 65°C 이상의 매우 뜨거운 음료는 식도암 발생 위험을 높일 수 있습니다.

우유 및 유제품의 섭취가 대장암과 유방암 예방에 도움이 될 수 있다는 증거가 있는데요. 단 다른 암과의 연관성을 규명하기 위해서는 추가 연구가 필요합니다.

알코올 섭취를 제한합니다

술은 종류에 상관없이 구강암, 인후두암, 식도암, 대장암, 유방암, 간암의 위험을 높이는 강력한 위험 요인입니다. 술은 발암물질을 녹여 체내로 침투시키는 과정을 돕고, 술이 체내에서 분해되는 과정에서도 발암물질이 생성됩니다. 술로 인해 발생하는 간경변은 간암의 위험을 높이는 원인이 되기도 하지요. 암 예방을 위해서는 한 잔의 음주도 하지 않는 것이 가장 좋습니다.

암 예방을 위한 보조식품을 함부로 먹지 마세요

' ○○을 먹으면 암을 예방한다' '암 걸린 사람은 ○○을 먹지 마라' 등 시중에는 암에 대한 수많은 카더라 통신이 존재합니다. 안타까운 것은 지푸라기라도 잡는 심정으로 특효약이나 완치 방법을 찾으려는 암 환자나 그 가족들에게 근거가 밝혀지지 않은 식품이나 정체불명의 제품을 비싸게 팔아 이익을 챙기려는 사람들도 있다는 것입니다.

아직까지 암 예방에서 영양제의 역할에 대한 명확한 근거도 없을 뿐더러 암 환자에게 추천하는 영양제가 따로 없습니다. 따라서 암 예방을 위해서 영양제를 따로 섭취하는 것은 권장하지 않습니다. 매일 다양한 식품을 통해 건강하고 균형 잡힌 식사를 구성하고, 앞에서 소개한 '먹으면 좋은 것'들과 '피해야 할 것'을 구분합니다.

암 치료 종료 후라면 더욱 암 예방과 재발 방지를 위해 식습관을 지키고 운동, 음주, 흡연, 스트레스 관리 등 생활 관리를 당부합니다.

소화기계 질환 관리 및 식사 실천법 :
위식도 역류질환, 만성 위염, 소화성 궤양

나이가 들면서 소화 효소의 분비도 줄어들고 치아가 좋지 않아 씹는 기능이 떨어지게 되면, 소화가 잘 안 된다고 호소하시는 분들, 속이 더부룩하다는 분들, 또는 변비가 생겨 힘들다는 분들도 많습니다. 이렇게 다양한 소화기계 질환들은 평소 식습관 때문에 생길 수 있어, 혹시 자신이 잘못된 식습관을 가진 것은 아닌지 점검이 필요합니다.

소화기계의 몇몇 질환과 식사법에 대해 알아보겠습니다.

위식도 역류질환

위식도 역류란 하부식도 괄약근의 기능이 떨어져, 수축력 약화로 위 내용물이 식도로 역류하는 것을 말합니다. 식도열공 헤르니아, 과

민성 장질환, 식도의 운동 이상, 비만, 임신, 식후에 바로 눕는 습관, 복압 상승, 알콜, 기름진 음식, 초콜릿, 가스 발생 식품 섭취, 흡연 등 발생 요인은 다양합니다. 목의 이물감, 쉰 목소리, 기침 등 감기 증상으로 오인할 만한 증상들도 있고, 속쓰림, 메스꺼움, 삼키기 힘든 느낌이 나타나기도 합니다. 오래 방치할 경우 식도염, 식도암 등으로 진행될 수 있으니 이런 증상이 나타나면 병원에 가서 정확한 진단을 받는 것이 좋습니다.

위식도 역류질환 예방 및 감소를 위해 과식, 고지방식, 카페인 함유 음식을 피하고 금주, 금연합니다. 눕기 전 2~3시간 이내에 음식을 먹지 않고 취침 중 역류증상이 있는 경우 침대 머리를 15~20cm 높입니다. 염증이 있다면 산도가 높고 매운 음식을 피하며, 적절한 식이섬유를 포함하는 균형 잡힌 식사를 합니다.

만성 위염

만성 위염은 위 점막에 생긴 염증이 수개월에서 수년에 걸쳐 서서히 증상을 나타내거나 급성 위염이 만성화되어 나타나기도 합니다. 불규칙한 식습관, 폭식, 폭음, 자극성 음식, 뜨거운 음식의 섭취, 흡연, 스트레스 등이 원인이지만 가장 흔한 원인은 헬리코박터 파일로리균(helicobacter pylori)의 감염입니다.

만성 위염은 위액 중 산 농도에 따라 '무산성 위염'과 '과산성 위염'

으로 구분하는데요. 무산성 위염은 주로 나이가 들수록 발생하기 쉬우며 식욕 저하, 단백질 소화능력 저하, 설사 등이 나타납니다. 위액 분비가 감소해 식욕이 없으니, 위점막은 보호하되 식욕을 돋고 소화가 잘되는 음식 위주로 식사하세요. 섬유질이 많거나 딱딱해서 소화가 어려운 음식은 피하고 위의 부담을 줄이기 위해 소량씩 자주 식사합니다. 장기적으로 위산분비가 줄어들면 철분, 비타민B12의 흡수도 저하되므로 간, 육류, 굴 등도 충분히 섭취합니다.

과산성 위염은 주로 청·장년기에 나타나며 공복 시 날카로운 통증을 느낍니다. 산이 많은 음식, 위점막을 자극해서 위액 분비를 촉진하는 향신료, 탄산음료, 알코올, 커피, 뜨겁거나 찬 음식, 과음, 과식을 피하고 소량씩 규칙적인 식사를 해야 합니다.

소화성 궤양 : 위궤양 및 십이지장궤양

소화성 궤양이란 위 점막이 염산이나 펩신에 의해 자가 소화되어 조직이 손상되는 것을 말하며, 생기는 위치에 따라 위궤양과 십이지장궤양으로 나뉩니다.

위궤양은 명치를 중심으로 쓰리거나 뒤틀리는 통증이 식사 후 30분~1시간에 나타나며, 식욕이 떨어지면서 오심, 구토, 복부 팽만감이 주 증상입니다. 한편 십이지장궤양은 식후 2~3시간 후 통증이 나타나며 공복감이 있으면서 통증이 느껴져 식욕은 오히려 증가합니다. 둘 모두 초기 증상은 속쓰림과 늑골 아래쪽의 통증, 트림, 구토 등이 있고 심해지면 출혈을 보여 쇼크, 혼수 등을 동반합니다.

소화성 궤양의 원인은 주로 폭음, 폭식, 단백질 섭취 부족, 스트레스, 소염진통제 혹은 스테로이드제 복용, 헬리코박터 파일로리균 감염 등이며, 출혈이 있는 경우 금식이나 유동식을 섭취하면서 안정을 취합니다.

증상이 호전되면, 섬유질이 적고 자극적이지 않으며, 점성이 적고 소화는 잘 되는 조리법이나 식품을 고릅니다. 죽, 진밥, 크림스프, 살짝 구운 토스트, 달걀찜, 익힌 두부, 삶은 가지, 삶은 채소, 잘 익은 바나나, 흰살생선 등 저자극성 식품이 이에 해당합니다. 또한 위점막 저항성을 높이기 위해 비타민C, 철분을 충분히 섭취합니다. 우유는 일시적인 위산 완충 효과가 있으나 위산분비를 자극하므로 자주 마시지 않고, 커피, 차, 탄산음료 등 카페인 함유 식품과 과일주스, 알코올 등은 위장을 자극하니 먹지 마세요.

한편 소화성 궤양의 치료를 위해 사용되는 제산제(알마겔 현탁액, 겔포스엠 등), 항콜린제(부스코판 등)는 부작용으로 변비가 나타날 수도 있어, 습관적으로 자주 약을 먹지 않고, 변비 예방을 위해 물을 충분히 섭취합니다.

간담도계 질환 관리 및 식사 실천법 :
지방간, 담석증, 췌장염

간은 우리 몸에서 가장 큰 장기로 여러 영양소 대사에 관여하고, 독성물질 해독, 조혈작용, 혈액 응고 물질 합성 등 체내에서 500가지 이상의 다양한 작용을 합니다.

하지만 침묵의 장기라고 불리는 만큼 손상되어도 상당히 진행되기 전까지 별다른 증상이 나타나지 않아 간질환의 진단이 쉽지 않습니다. 따라서 정기적인 검진과 생활 습관 개선이 무엇보다 중요합니다.

담낭은 간 아래 복부 우측에 존재합니다. 담즙은 간에서 지속적으로 만들어지는데 담낭은 담즙을 간 농도의 5~20배까지 농축할 수 있습니다. 담즙염은 지방산, 콜레스테롤 등 지방의 소화흡수에 꼭 필요합니다. 한편 췌장은 위 뒤쪽에 위치해 소화효소와 호르몬 분비에 관여하는 중요한 장기입니다.

간, 담낭, 췌장 질환과 그 식사 실천법을 알아봅니다.

지방간

지방간은 간 조직에 지방이 축적되는 것을 말하며 정상적인 간의 중성지방 비율이 3~5%라면 지방간은 중성지방 비율이 5% 이상입니다.

장기간 음주로 인한 알콜성 지방간과, 술과 관계없이 발생하는 비알콜성 지방간이 있는데요. 과음으로 열량 섭취가 많거나, 비만이나 고지혈증인 사람, 탄수화물을 과하게 섭취하는 사람, 단백질 섭취 부족으로 간에서 중성지방 배출을 돕는 VLDL 합성이 원활하지 못해도 생깁니다.

비만으로 인한 지방간의 경우 체중을 조절하며, 꾸준한 유산소 운동이 필요합니다.

탄수화물은 과하게 섭취 시 중성지방 생성이 증가되니 적당하게 먹고, 특히 과당이 중성지방으로의 전환이 쉬워 지나친 과일 섭취는 피해야 합니다.

또한 양질의 단백질, 특히 항지방간 인자로 알려진 메티오닌, 콜린, 레시틴이 풍부한 식사를 합니다. 항지방간 인자가 풍부한 대표 음식으로는 달걀(특히 노른자), 대두(콩), 동물의 간, 연어와 같은 생선, 닭고기 및 견과류(특히 해바라기씨와 아몬드) 등이 있습니다. 이 중 콩(대두 제품), 달걀 노른자, 동물 간은 세 가지 항지방간 인자가 모두 높은 수준으로 들어 있습니다.

지방간이라고 지방을 무조건 제한하는 것은 좋지 않습니다. 지방은 우리 몸에서 중요한 에너지원이며, 세포막 형성, 호르몬 생성, 지용성 비타민 흡수 등 필수 역할을 합니다. 특히 오메가3 등 불포화지방산은 간 염증 완화와 지방 대사 개선에 도움이 됩니다. 무엇보다도 지방 섭취를 지나치게 줄이면 상대적으로 탄수화물 섭취가 증가할 수 있는데, 특히 단순당 과다 섭취로 이어져 인슐린 분비 증가, 혈중 유리지방산 증가로 간 지방 축적을 더 악화시킵니다.

단백질과 식이섬유, 건강한 지방을 적절히 섭취하는 균형 잡힌 식단이 가장 효과적입니다. 또한 운동과 체중 관리가 중요하며, 급격한 체중감량은 간 손상을 초래할 수 있어 서서히 감량하는 것을 추천드립니다.

담석증

담낭이나 담관에 결석이 생긴 것을 말합니다. 담석증 환자의 2/3는 증상이 없는데 이때는 치료하지 않는 것이 원칙입니다. 하지만 통증이 나타나고 오심, 구토, 발열 등이 지속된다면 큰 담석은 담낭 제거 수술을 추천합니다. 한편 크기가 작고 증상이 없는 콜레스테롤 담석의 경우, 의사 처방하에 담석을 녹이는 약으로 알려진 우르소데옥시콜산(UDCA: 상품명 우루사)을 장기간 복용하는데요. 단 재발의 가능성이 있어 꾸준한 관찰이 필요합니다.

담석의 자극이 있는 경우 저지방 식사와 양질의 단백질 섭취가 필요하며 포화지방과 콜레스테롤은 제한하고 소화 흡수가 잘되는 불포화지방산을 섭취합니다. 하지만 급성 자극이 심할 경우, 증상이 완화될 때까지 금식과 정맥으로 영양 공급이 필요할 수도 있습니다. 단, 본인 임의대로 판단하지 말고 반드시 병원으로 가세요.

췌장염

췌장염은 급성과 만성으로 나뉘는데 급성은 췌장염이 호전되면 다시 췌장이 정상으로 돌아오지만, 만성은 췌장의 조직학적 변화로 정상 상태의 췌장으로 돌아갈 수 없을 경우를 말합니다.

급성 췌장염은 주로 음주나 담석 때문에 발생하며 과식이나 기름진 음식 섭취 후에도 나타납니다. 증상은 오심, 구토, 복부 팽만, 지방변 등이며 심하면 저혈압과 탈수도 동반됩니다. 소화가 잘되는 탄수화물과 단백질 식사, 저지방식으로 하되 식사를 소량씩 자주합니다.

만성 췌장염은 다양한 영양소 결핍을 초래해 체중 손실과 영양실조를 보이는 경우가 많은데요. 비타민E 결핍은 환자의 75%에서 나타나고 칼슘과 비타민D 부족으로 인한 골다공증도 환자의 25%에서 나타납니다. 종합 비타민이나 무기질을 영양제로 보충하는 것도 좋습니다.

체중을 증가시키기 위해 충분한 에너지와 단백질을 공급하며, 섬유질이 낮은 저섬유소 식사, 중쇄 지방산으로 구성된 저지방식, 비타민과 무기질 공급에 중점을 두세요.

신장질환 관리 및 식사 실천법 :
급성 사구체신염,
급성 신부전, 만성 신부전

　신장은 강낭콩 모양의 장기로 혈액 중 독성물질이나 노폐물을 거르는 것이 주요 기능입니다. 또 체액 중 삼투압이나 산-염기 평형 조절, 체내 칼슘과 인의 평형 유지, 조혈 조절 호르몬 분비 등 다양한 기능을 합니다.

　신장 기능 측정을 위해 가장 일반적으로 쓰이는 것은 사구체 여과율(glomerular filtration rate, GFR)인데요. 사구체 여과율은 신장이 1분 동안 걸러주는 혈액의 양을 의미하며, 정상인 사람은 분당 90~120ml, 즉 하루에 120~180L의 혈액을 거를 수 있습니다. 이때 신장에서 혈액을 여과하는 기본단위가 사구체라는 모세 혈관들의 덩어리로 이루어진 조직인데 이곳이 손상되어 발생되는 질환을 신장염, 신장 기능의 급격한 저하가 일어나면 급성 신부전(급성 신손상), 신기능 이상은 물론 사구체 여과율 감소까지 동반되면 만성 신질환(만성 콩팥병)이라고 부릅니다.

급성 사구체신염

면역학적 이상 혹은 세균, 바이러스, 곰팡이 등 감염 후 발생합니다. 혈뇨, 빈뇨, 단백뇨, 부종으로 고혈압이 동반되어 두통, 구역질 등이 나타나며 호흡곤란까지도 갑니다.

초기에 소변이 줄어들면 단백질 대사산물 배설이 어려워지기 때문에 단백질을 제한하지만 증상이 완화되면 회복을 위해 단백질 섭취를 증가시킵니다. 또한 초기에는 고혈압 악화 방지를 위해 나트륨 섭취도 제한합니다. 김치, 젓갈, 장아찌 등은 피하고 화학조미료, 햄, 통조림 등 가공식품 및 인스턴트 식품을 먹지 말아야 합니다.

급성 신손상(급성 신부전)

급성 신부전은 신장 기능 저하로 정상적으로 신장에서 배설되어야 하는 질소대사산물이나 다른 노폐물의 축적이 일어나는 상태입니다. 증상없이 단지 사구체 여과율 저하를 보이는 단계부터, 심각하고 위중한 상태까지 다양한 증상이 있어 적절한 치료가 무엇보다 시급한 질병입니다.

질소노폐물 생성 억제를 위해 단백질을 제한하고 부종과 고혈압 악화 방지를 위해 역시 나트륨을 제한합니다.

소변 배설량, 투석정도, 혈중 칼륨 수치에 따라 다르기는 하지만 칼륨 섭취의 제한도 필요합니다. 칼륨의 섭취를 줄이려면 채소나 과일 섭취에 주의를 기울어야 합니다. 일반적으로 채소 잎보다는 껍질이나 줄기에 칼륨이 많기 때문에 껍질을 벗기거나 잎만 사용합니다. 또 초록색이 진한 야채보다 연두색, 흰색 위주 야채를 사용합니다. 채소에서 칼륨을 제거하려면 칼륨이 수용성이기 때문에 물에 오래 담가두거나 데치면 좋습니다. 또한 과일은 꼭 껍질을 벗기고 적당량만 먹어야 합니다. 주식으로는 잡곡을 피하고 흰 쌀밥을 먹습니다.

한편, 칼슘과 비타민D는 보충하고 인은 제한합니다. 하루 1,200~1,600mg의 칼슘 공급을 위해 식사 외에 영양제 보충도 권장됩니다. 칼슘 흡수 증가를 위해 비타민D 또한 같이 보충합니다. 인이 많이 든 잡곡, 견과류, 유제품은 먹지 마세요.

다음은 칼륨과 인이 많이 함유된 식품들이니 급성 신손상의 경우 이 식품들을 피해야 합니다.

		칼륨 높은 식품			인 높은 식품
칼륨 높은 식품	곡류	잡곡밥, 조, 현미, 율무, 수수, 팥, 밤, 은행, 메밀, 옥수수, 감자, 고구마, 토란, 검은콩, 노란콩	**인 높은 식품**	곡류	현미, 검은쌀, 녹두, 녹두묵, 율무, 수수, 검은콩, 노란콩
	어육류	햄, 치즈, 통조림햄, 생선통조림, 조갯살, 어묵, 굴, 꽃게, 새우, 멸치, 오징어 등 건어물		어육류	말린 어육류, 생선통조림, 달걀노른자
	채소류	고춧잎, 아욱, 근대, 머위, 미나리, 부추, 쑥, 쑥갓, 시금치, 취나물, 단호박, 양송이, 갓 등		채소류	느타리버섯, 양송이버섯
	과일류	곶감, 멜론, 바나나, 참외, 키위, 천도복숭아, 토마토, 방울토마토		과일류	곶감, 건포도 등 말린 과일
	유제품	초콜릿 우유		유제품	우유, 아이스크림, 치즈
	지방	땅콩, 아몬드, 잣, 호두, 해바라기씨, 참깨, 들깨		지방	땅콩, 아몬드, 잣, 호두, 피스타치오
	기타	초콜릿, 흑설탕, 황설탕, 로얄젤리, 젤리, 잼 등		기타	초콜릿, 코코아, 콜라, 피자 등

출처 : 《식사요법을 포함한 임상영양학》

만성 콩팥병(만성 신부전)

신기능 이상과 점진적 사구체 여과율 감소를 동반한 여러 병리학적 변화가 나타나는 질환으로 인구의 고령화, 만성질환 증가와 함께 늘고 있는 질환입니다. 1~5단계로 나뉘며 5단계는 사구체 여과율 15 미만으로 투석이나 신장 이식 없이는 생활이 힘듭니다.

만성 콩팥병은 단백질을 kg당 0.6g 이하로 제한하고 부종 및 고혈압이 있을 때는 나트륨도 제한합니다. 칼륨은 소변량이 줄어들면 제한합니다. 칼슘은 보충하고 인은 제한하며 비타민B군, 비타민C, 비타민D는 보충합니다.

통풍 관리 및 식사 실천법 :
피해야 하는 식품, 먹어도 되는 식품

통풍이란 섭취한 음식의 퓨린(purine)이 대사되어 요산을 생성하는데, 요산이 과하게 생기거나 요산 배설이 부족해서 발생하는 대사성 질환입니다.

요산나트륨(monosodium urate) 침상결정이 관절의 연골, 힘줄, 주위조직에 침착되어 염증을 유발하고 극심한 통증을 동반합니다. 통풍을 치료하기 위해서는 요산의 생성을 억제하고 배설을 촉진하는 약물(알로푸리놀, 페브릭 등)이 사용됩니다.

하지만 약만큼이나 음식을 주의하는 것도 매우 중요합니다.

식사 관리 원칙

비만은 통풍의 위험을 높이기 때문에 정상 체중을 유지합니다. 육류·해산물을 과하게 섭취하지 말고, 단백질은 저지방 유제품·살코기 위주로 먹습니다.

소변으로 요산을 배출시키고 결석을 위해 물은 충분히 마시고, 고지방 및 밀가루 음식·기름진 음식·탕·찌개 등 국물 음식, 과당 음료 등은 제한합니다.

통풍 시 피해야 하는 식품

통풍은 고기, 등푸른생선, 조개, 멸치, 새우, 시금치, 아스파라거스, 맥주 등 퓨린이 많은 식품을 과다 섭취할 경우 요산의 농도가 증가하게 되어 통풍이 악화될 수 있어 퓨린이 많이 함유된 식품은 피합니다. 또한 과당(fructose)을 첨가한 빵류나 청량 음료도 요산을 증가시켜 알코올만큼 위험하므로 삼가야 합니다.

알코올은 체내에서 요산 합성을 증가시키고 소변으로의 요산 배설을 억제하므로 피하며, 술 중에서도 특히 효모가 들어 있는 맥주나 막걸리 같은 곡주에는 퓨린이 더 많이 함유되어 있어 혈중 요산치를 현저히 증가시키니 더욱 주의하세요.

〈100g당 퓨린이 150mg 이상으로 많이 함유된 식품〉

소 또는 돼지 등 동물의 장기(심장, 간, 콩팥, 지라, 뇌 등), 고기국물, 베이컨

등푸른생선(참치, 정어리, 고등어, 꽁치, 청어 등), 연어, 생선알

조개, 멸치, 새우, 메주, 효모

〈주당 3회 정도 섭취해도 되는 식품〉

돼지고기, 생선, 아스파라거스, 대두, 버섯, 시금치

통풍 시 비교적 편하게 먹을 수 있는 식품

퓨린 함유량이 적은 식품으로 보통 때처럼 섭취해도 되는 식품은
달걀, 우유, 치즈, 도정한 곡류, 국수, 팝콘, 마카로니, 과일, 땅콩 등입
니다. 또 물을 많이 마시면 요산 결정이 배설되는데 도움이 되므로 물
을 많이 마시는 것도 좋습니다.

한편 채소류(나물, 샐러드, 쌈, 국건더기 등), 과일류(자두 제외), 견
과류(호두, 아마씨, 참깨, 땅콩 등), 코코넛, 저지방 또는 무지방 유제
품 등은 알칼리성 식품인데요.

이들은 소변을 알칼리화하여 소변에 녹을 수 있는 요산의 양을 늘
려주므로 약물 치료 효과를 높이는데 도움을 줍니다.

치매 관리 및 식사 실천법 :
MIND 식단

신체의 노화는 대체로 40세 전후부터 뚜렷하게 시작되며, 뇌 역시 40~45세 이후 서서히 구조적·기능적 변화가 나타납니다. 고령화 사회가 되면서 더욱 뇌 건강에 관심을 갖게 되는데요. 2025년 대한민국 65세 이상 노인의 치매 유병률은 약 9.17%로, 치매 환자 수는 약 97만 명으로 집계되었습니다. 치매 환자 수는 2026년에 100만 명을 넘길 것으로 예상되며, 2044년에는 200만 명을 돌파할 것으로 추정됩니다.

치매(dementia)는 뇌의 병변으로 인해 기억, 인지, 신체활동 능력이 점차적으로 소실되는 것으로 정상적 노화 과정에서 나타나는 건망증과는 다릅니다. 알츠하이머성 치매가 전체 치매의 55~70%를 차지하며 그 외 혈관성 치매, 알코올성 치매, 루이체 치매 등이 있습니다.

치매 예방을 위한 식사 관리와 치매 환자의 식사 관리로 나눠 살펴보겠습니다.

치매 예방을 위한 식사관리

치매 예방을 위해서는 규칙적이고 건강한 식사와 더불어 운동, 금연, 금주, 체중 관리 등 생활 습관도 중요합니다. 최근에는 알츠하이머성 치매가 당뇨와 상당한 연관이 있으며, 2형 당뇨병이 있는 사람 중 70%가 알츠하이머가 생긴다는 연구도 있습니다. 보다 적극적인 혈당 조절이 강조되는 이유입니다.

뇌 건강과 인지기능을 보호하는데 초점을 맞춘 식사를 MIND 식사라고 합니다. MIND 식사는, 만성질환 위험 감소를 위해 고안된 지중해식 식사(Mediterranean Diet)와 고혈압 감소를 위해 고안된 DASH 식사(Dietary Approaches to Stop Hypertension)를 합쳐 뇌 건강에 초점을 맞춘 식사를 일컫습니다.

MIND 식사에서 권장하는 것은, 통곡물 하루 3번 이상, 녹색잎 채소 일주일에 6회 이상, 기타 다른 채소도 매일 하루 1가지는 먹습니다. 견과류는 주 5회 이상, 콩류 주 3회 이상, 가금류 주 2회 이상, 베리류 주 2회 이상, 생선은 주 1회, 조리 시 기름은 올리브유를 추천합니다.

반면 주의해서 피할 식품은, 버터나 마가린은 매일 1스푼 미만, 페스츄리와 당분은 주 5회 미만, 붉은 고기는 주 4회 미만, 치즈, 튀긴 음식, 패스트푸드는 주 1회 미만 섭취할 것을 당부합니다.

통곡물 위주 식사, 푸른잎 채소, 베리류의 섭취는 많이, 포화지방과 트랜스 지방이 높은 가공식품 및 패스트푸드, 붉은 고기는 최대한 줄이세요.

치매의 식사 관리

치매로 인한 임상적 증상의 경우, 초기에는 기억력이나 공간 지각력이 상실되며 즉각적 감정 반응도 사라집니다. 기억력과 판단력이 흐려지면서 식품을 구매하고 저장하는 일이 어렵게 되기 때문에 상한 음식을 먹는 일이 생깁니다.

더 기억력이 저하되면 식사를 안 하거나, 식사한 것을 잊어버려 식사를 여러 번 할 수도 있습니다. 뇌에 식욕을 조절하는 부분이 장애가 생기면, 감각기관에 변화가 일어나 냄새를 감지하거나 인식하기가 어렵게 되어 달거나 짠 음식, 좋아하는 음식만 골라서 먹어 영양적 불균형이 초래됩니다.

단계가 진행되면서 치매 중기에 이르면 익숙한 것에 대한 시각·청각·미각·후각·촉각 등이 변화하며, 음식을 먹지 않거나, 무의미한 움직임을 보입니다. 일부 노인의 경우 음식을 삼키지 않고 입에 물고만 있는 경우도 있어, 충분히 씹지 않고 삼키다가 질식할 염려가 있습니다.

마지막 단계에서는 말을 하지 못하고 강박적으로 먹거나, 먹을 수 없는 것을 먹거나, 먹기를 거부하는 등의 증상이 나타납니다. 더 이상 음식을 인식하지 못하여 먹기를 거부하거나, 입을 벌리지 않는 것은 말기 치매 단계에서 보이는 행동입니다. 또 일부 노인은 입에 어떤 것이든 집어넣고, 음식이 아닌 것을 먹기 때문에 말기 치매 단계에는 혼자 식사하는 것이 불가능한 경우가 많아 비강을 통한 관으로 영양공급을 시도하여 영양 불량을 방지하기도 합니다.

치매 환자의 영양 및 식사관리에서는 다음과 같은 것들을 지킵니다.

매끼 음식을 골고루 섭취할 수 있도록 하고 소화가 잘되는 식사를 준비합니다.

충분한 단백질과 에너지 섭취, 항산화 식품을 섭취합니다. 뇌혈관 건강에 도움이 되는 오메가3 지방산(고등어, 꽁치, 들기름, 견과류 등), 비타민C(대부분의 채소, 과일), 비타민E(두류, 견과류 등), 엽산(시금치, 쑥갓 등 푸른잎 채소, 김, 다시마 등 해조류, 딸기, 참외 등 과일) 코발라민(오징어, 굴, 꽁치, 김, 쇠고기, 우유, 돼지고기 등)과 같은 항산화 영양소가 풍부한 식품을 충분히 섭취하도록 합니다.

탈수 예방과 열량보충을 위해 주스, 물, 잘 상하지 않는 간식 등은 눈에 잘 띄는 곳에 두어 수시로 먹을 수 있도록 합니다.

변비 예방을 위해 채소와 과일을 충분히 섭취하도록 하고, 유산균 음료를 마십니다.

식사가 부족해 생기는 영양소 결핍은, 종합 비타민제나 기타 필요한 영양제를 복용합니다. 삼키기 힘들다면 관을 통한 영양 공급도 고려합니다.

알코올 섭취는 제한합니다.

숟가락, 젓가락 등 도구를 정상적으로 사용하기 어려우면, 손가락으로 집어 먹을 수 있는 김밥, 주먹밥, 샌드위치, 감자, 고구마 등 핑거 푸드가 좋습니다.

우리가 일상적으로 하는 행위인 '먹는다는 행위'조차 치매 환자들에게는 생명의 위협이 될 수도 있기 때문에, 식사 시 사고가 발생하지 않도록 음식의 크기, 온도, 생선 가시와 같은 이물질 제거 등에 주의하고 유심히 관찰합니다.

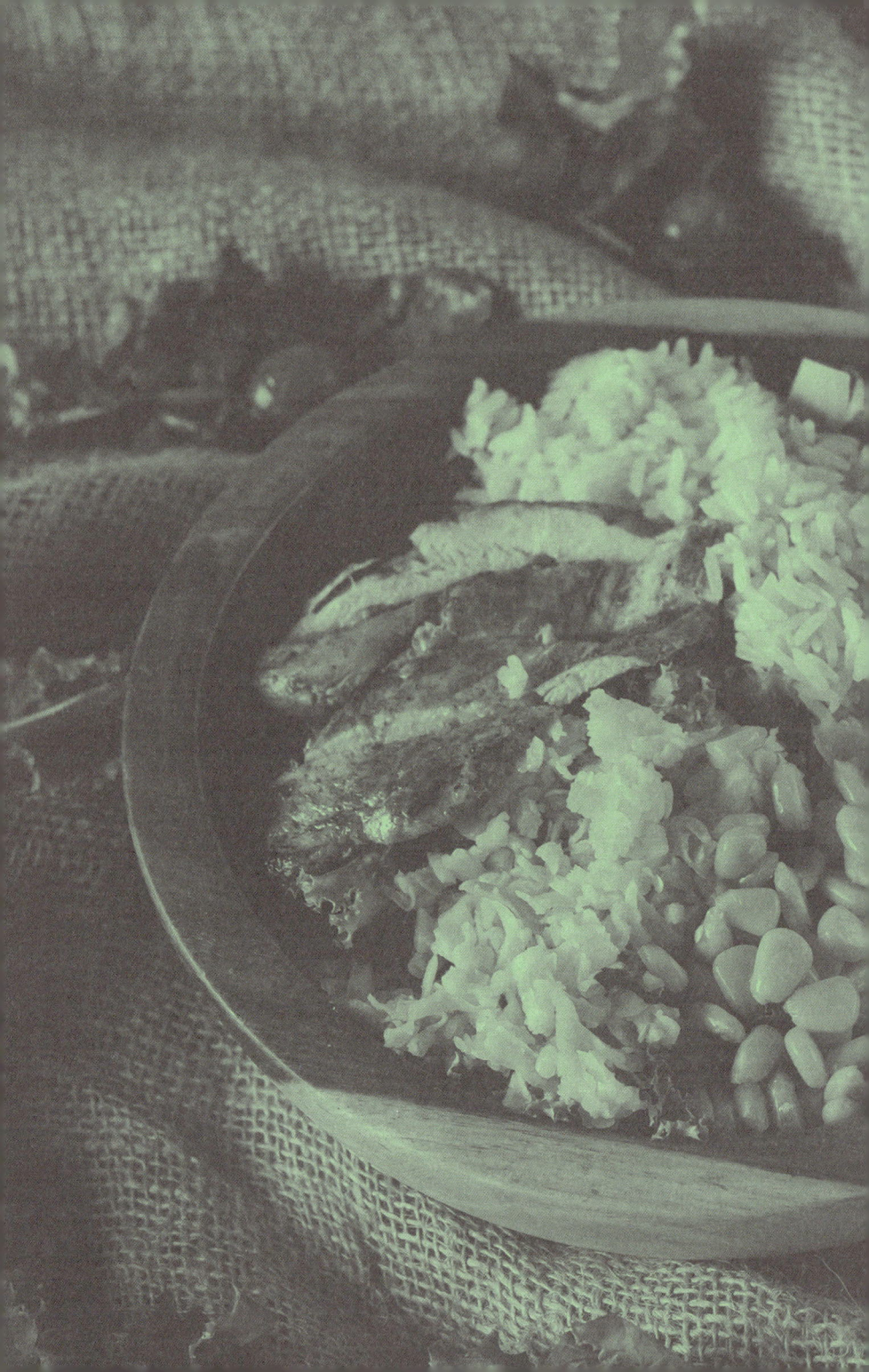

PART 3

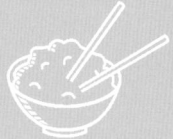

식품군별 건강 정보와

식재료 선택법

식품군을 이용한
식사의 원칙

식품군이란 영양소가 비슷한 식품을 모아 분류한 것으로, 식사의 균형을 위한 기본 개념입니다. 우리나라의 대표적인 식생활 지침은 식품군을 6가지로 구분하며, 각 식품군 안에서는 영양소 구성과 역할이 유사해 서로 대체하여 섭취할 수 있습니다. 균형 잡힌 식단을 위해서는 각 식품군을 골고루 먹는 것이 권장되지만, 앞장에 질환별로 나눈 식단에서는 더 강조하고 덜 강조하는 식품군의 차이가 있었습니다.

식품군 분류 기준은 기준의 차이로 조금씩 다르지만 아래 6개 분류를 표준이라고 보면 됩니다.

- **곡류군**: 쌀, 밀, 감자, 고구마 등 주로 탄수화물과 식이섬유를 공급하는 식품

- **고기·생선·달걀·콩류군(어육류군)** : 육류, 생선, 달걀, 두부, 콩 등 단백질 공급원
- **채소군** : 다양한 채소, 해조류, 버섯류 등 주로 비타민과 무기질, 식이섬유 공급원
- **과일군** : 각종 과일과 과일주스 등 당질, 비타민, 무기질, 식이섬유 공급원
- **우유·유제품군** : 우유, 치즈, 요구르트 등 당질 및 칼슘과 단백질 공급원
- **유지·당류군** : 식물성 기름, 버터, 마요네즈, 설탕, 꿀 등 지방과 당질 공급원

집에서 식사를 준비할 때나 외식할 때도, 전반적인 식품군의 특징을 이해하고 건강 식사의 원칙을 기억하면서 식사 메뉴를 고른다면 더욱 좋겠습니다.

곡류군을 이용한 식사 원칙

현미를 포함한 다양한 잡곡으로 밥을 지어, 하루 필요 에너지에 맞는 적정량의 밥을 꾸준히 섭취하는 것이 좋습니다. 탄수화물을 줄인다는 이유로 밥량을 지나치게 줄이면 에너지 불균형과 영양소 섭취 부족으로 인한 몇몇 문제가 생길 수 있습니다.

극단적인 저탄수화물 식단을 적용하면서 피로감, 눈의 불편감, 수면장애 등을 호소하는 경우가 있는데요. 점액과 눈물의 점질층(mucous layer)의 주요 성분인 뮤신(mucin)은 다량의 탄수화물 사슬을 포함한 당단백질로, 이러한 탄수화물 구조가 뮤신의 수분 결합력과 눈 표면의 보호·윤활 작용, 국소적인 방어 기능에 중요한 역할을 하는 것으로 알려져 있습니다.

수면 생리학적으로는 탄수화물 섭취는 인슐린 분비를 통해 트립토판의 뇌 내 유입을 증가시켜 세로토닌과 멜라토닌 합성에 관여합니다. 특히 현미·통곡물 등 정제도가 낮은 복합탄수화물을 적절히 섭취하면, 혈당 변동을 완만하게 하면서도 이러한 기전을 통해 잠들기와 수면 유지에 도움이 될 수 있다는 연구들이 보고되고 있습니다.

밥을 자주 하기 힘들다면 1인분씩 냉동하여 보관하였다가 필요 시 데워 먹는 것도 좋습니다. 밥을 식혀서 냉동하면 저항성 전분(resistant starch)이 증가하고, 실제 흡수 칼로리와 혈당 반응이 감소한다는 여러 연구들이 있습니다.

밥을 지은 후 식혀서 냉동하면 밥의 전분 구조가 일부 저항성 전분으로 바뀝니다. 저항성 전분은 소장에서 분해되지 않고 장까지 도달해 칼로리 흡수가 줄고, 혈당 상승을 천천히 만들며 장내 유익균의 먹이가 됩니다. 또 일반 밥 대비 냉동밥은 포만감이 더 오래 지속될 수 있고, 유익균 균주가 증가해 장 건강에 긍정적 영향을 줍니다. 밥을 냉동하고 해동한다고 탄수화물, 지방, 단백질의 영양 손실은 거의 없으며, 조리 후 바로 소분해 냉동하면 맛과 식감도 유지하기 쉬워지고 보관 기간도 연장됩니다. 단, 현미밥을 2일 이상 냉동하면 현미 속 지방이 산화돼 산화지질이 체내 유입될 수 있으므로 장기 냉동 보관은 피하는 것이 좋습니다.

고기 · 생선 · 달걀 · 콩류

고기, 생선, 달걀, 콩류는 단백질의 주 공급 식품군입니다. 지방, 탄수화물과 다르게 단백질은 체내에 장기적으로 저장되지 않기 때문에 매일 섭취하여 몸에 필요한 아미노산을 지속적으로 공급해야 합니다. 단백질이 부족하면 근감소증은 물론, 피부 탄력 저하, 면역력 저하, 손톱과 머리카락 약화, 상처 회복 지연 등 다양한 신체 문제가 발생합니다. 단백질 이용 효율을 높이기 위해서는 한 번에 많이 먹지 않고 매끼 나누어 먹도록 해야 합니다.

고기 섭취량은 1끼 60~120g 또는 1주일에 약 2~3인분(400g) 이내로 제한하고, 생선이나 두부, 콩, 계란 등을 더 자주 이용하는 것이 좋습니다. 또 고기 섭취 시 삼겹살, 갈비, 닭껍질 등 지방의 함량이 높은 부위 및 가공된 육류인 햄, 소시지 등은 가능한 한 먹지 않습니다. 육류 섭취 시 쌈이나 샐러드 등 채소를 함께 섭취하며, 육류는 굽거나 튀기는 방식보다는 삶거나 찌기 등의 방법을 이용해 조리합니다.

견과류는 1일 1~2회 이내로 간식으로 드세요.

채소류

채소류는 매끼 2회 이상 또는 매일 5회 이상 꼭 챙겨 먹도록 합니다. 비타민, 무기질, 파이토케미컬 섭취를 위해 다양한 색깔의 채소를 골고루 이용하도록 합니다.

오이, 당근, 피망, 파프리카, 양상추, 양배추, 셀러리 등 생으로 먹을 수 있는 야채를 항상 구비하고, 샐러드 이용 시 소스는 부어서 먹는 것보다 찍어 먹는 것이 열량, 당류, 지방 섭취를 줄이는 방법입니다.

시래기, 우거지, 고사리 등 불려서 데친 나물은 한번 먹을 양 만큼씩 얼려서 보관하고, 감자, 당근, 애호박, 양파 등 볶음밥 재료도 미리 잘게 잘라서 냉동 보관하면 편하게 조리할 수 있습니다. 채소류 준비가 어려운 경우 위생적으로 금방 조리한 나물 종류니 샐러드류 등 반찬류를 파는 반찬 가게를 이용하는 것도 방법입니다.

과일류

여러 식단에서 과일 섭취를 권고하지만, 과일이 아무리 좋다고 해도 지나치게 많이 먹는 것은 절대 좋지 않습니다. 단순당이 함유되어 있기 때문인데요. 1일 1~3회 이내로 섭취합니다. 또한 과일주스나 즙 형태보다는 생과일 형태, 특히 제철 과일로 섭취하는 것이 더 좋습니다.

과일도 냉동 가능한 과일(블루베리, 딸기, 키위, 망고 등)의 이용도 좋지만, 해동 후 재냉동하지 말고 필요한 만큼만 꺼내 드세요.

우유·유제품류

칼슘 및 단백질 보충을 위해 1일 1~2회 섭취합니다. 딸기우유, 초코우유, 커피우유, 가당요구르트 등은 당질 함량이 높기 때문에 피하며 저지방 또는 무지방 유제품을 선택하는 것이 좋습니다. 유당분해효소 결핍으로 우유를 마신 후 속이 불편하거나 설사와 복통, 복부 팽만, 오심 등의 증상이 나타난다면, 우유 대신 치즈, 요구르트 등의 식품을 먹거나 유당이 분해된 유제품을 이용하세요.

유지 및 당류

기름 종류를 조리할 때는 소량씩 사용하고, 커피프림, 소스류 등 추가로 섭취하게 되는 기름도 주의하세요.

단순당질 함유 식품인 사탕, 설탕, 꿀, 잼, 시럽, 물엿, 가당주스, 탄산음료, 이온음료, 시럽 첨가 커피, 흑당버블티, 바나나우유, 커피우유, 초코우유, 가당요구르트, 비빔면 소스, 냉면 육수를 과량 섭취하지 않도록 주의합니다. 또한 단순당질에 지방까지 포함된 초콜릿, 아이스크림, 케이크, 빵, 과자류 등은 특히 더 조심해야 합니다.

조리 시 사용하는 설탕, 물엿, 시럽 등의 사용량을 줄이고, 이러한 소스류로 만드는 조림, 무침, 볶음, 튀김(강정) 보다는 구이 또는 데침 등의 조리법을 이용합니다.

농촌진흥청에서 발간한《국가표준식품성분표 10개정판》에서는 식품군 분류를 더 자세히 나눠 20가지로 분류하는데, 이번 장에서는 그중 몇 가지 식품군을 더 구체적으로 살펴보도록 하겠습니다.

계절음식과
영양소 밀도 높은 식품의 활용

　계절음식이란 봄, 여름, 가을, 겨울과 같이 계절별로 먹으면 좋은 음식을 총칭합니다. 계절음식은 제철식품을 포함하면서 그 계절에 맞는 다양한 재료와 요리를 포괄하는데요. 예를 들어 봄에는 쑥, 냉이로 만든 나물류, 여름에는 더위를 이기는 오이, 가을은 버섯과 과일, 겨울은 뿌리채소나 따뜻한 국물 등이 이에 해당합니다.

　제철식품은 특정 식품이 자연적으로 생산되는 시기에 맞춰 나는 식재료를 의미합니다. 즉, 그 식품이 알맞은 재배나 산란 시기에 가장 맛과 영양이 풍부한 상태로 나는 것을 말합니다. 예를 들어, 가을에 수확하는 사과나 배, 겨울철에 나는 감귤이 대표적입니다. 요즘은 온실 하우스 재배와 유통의 발달로 연중 다양한 과일과 채소를 구할 수 있게 되어 예전처럼 계절에 엄격히 구분하지 않는 경향이 있지만, 제철식품의 가치와 활용은 여전히 큽니다. 제철식품이 신선도가 높고 자연적인 맛과 영양이 뛰어나 건강과 환경, 경제 측면에서 긍정적으로 평가되어 꾸준히 권장되고 있기 때문입니다.

	계절식품	계절식품을 활용한 요리
봄	가자미, 꽃게, 모시조개, 바지락, 삼치, 아귀, 오징어, 주꾸미, 청어, 홍합, 미역	가자미구이 · 조림 · 튀김, 꽃게탕, 모시조개탕, 바지락 칼국수, 바지락 순두부찌개, 삼치구이, 아귀찜, 오징어볶음, 오삼불고기, 주꾸미볶음, 청어구이, 홍합미역국, 미역초무침
	근대, 깻잎, 냉이, 달래, 돌나물, 미나리, 봄동, 부추, 시금치, 쑥, 연근, 참취, 얼갈이, 표고, 호박	근대된장국, 깻잎찜 · 무침, 냉이된장국, 달래된장찌개, 달래무침, 돌나물비빔밥, 돌나물김치, 미나리무침, 봄동겉절이, 부추전, 부추무침, 시금치된장국, 시금치나물, 쑥국, 연근전, 참취나물, 얼갈이 겉절이, 표고전, 표고볶음, 호박전, 호박나물
	딸기, 사과, 참외, 토마토	
여름	갑오징어, 오징어, 꽁치, 낙지, 대구, 모시조개, 바지락, 병어, 새우, 아귀, 전갱이, 다시마	오삼불고기, 오징어볶음, 꽁치구이 · 조림, 낙지볶음, 대구매운탕, 모시조개탕, 바지락칼국수, 바지락순두부찌개, 병어조림, 새우튀김, 아귀찜, 전갱이구이, 다시마쌈
	가지, 감자, 근대, 깻잎, 느타리, 양송이, 부추, 아욱, 얼갈이, 열무, 오이, 풋(꽈리)고추, 호박	가지나물, 감자북어국, 감자조림, 감자채볶음, 근대된장국, 깻잎찜 · 무침, 느타리볶음, 양송이쇠고기볶음, 부추전, 아욱국, 얼갈이 겉절이, 열무김치, 열무비빔밥, 오이냉국, 오이무침, 꽈리고추찜, 호박전
	방울토마토, 토마토, 수박, 복숭아, 자두, 포도	

가을	갈치, 고등어, 꽁치, 꽃게, 대구, 대하, 바지락, 삼치, 오징어, 전갱이, 전어, 조기, 다시마	갈치구이·조림, 고등어구이·조림, 꽁치구이, 꽃게탕, 대구매운탕, 대하찜, 바지락칼국수, 삼치구이, 오징어볶음, 오삼불고기, 전갱이구이, 전어구이, 조기구이, 다시마쌈
	가지, 갓, 고구마, 근대, 깻잎, 부추, 아욱, 알타리무, 얼갈이, 연근, 열무, 양송이, 호박, 노각	가지나물·볶음, 갓김치, 고구마전, 근대된장국, 깻잎찜, 부추전, 아욱된장국, 알타리김치, 얼갈이 겉절이, 연근조림, 열무김치, 양송이소고기볶음, 호박나물, 호박전, 노각생채
	배, 감, 사과	
겨울	굴, 꼬막, 낙지, 가자미, 대구, 방어, 삼치, 아귀, 새우, 오징어, 조기, 청어, 바지락, 홍합, 미역, 파래	굴전, 굴밥, 꼬막찜, 낙지볶음, 가자미구이, 대구매운탕, 방어구이·조림, 삼치구이·조림, 아귀찜, 새우구이, 오징어볶음, 조기구이, 청어구이, 바지락 칼국수, 홍합미역국, 미역초무침, 파래무무침
	갓, 고구마, 시금치, 무, 우엉, 연근, 표고, 배추	갓김치, 고구마영양밥, 시금치나물, 시금치된장국, 무조림, 우엉조림, 연근조림, 표고전, 배추콩가루국
	감, 감귤, 배, 사과	

출처 : 《어르신을 위한 함께하는 건강식사 길라잡이》

영양소 밀도 높은 식품이란, 섭취하는 양(칼로리) 대비 다양한 영양소를 많이 포함하고 있는 식품을 뜻합니다. 즉, 같은 칼로리를 섭취해도 더 많은 비타민, 미네랄, 단백질, 식이섬유 등 몸에 필요한 영양소를 효율적으로 공급하는 식품을 말합니다. 예를 들어, 채소(시금치,

케일, 브로콜리, 당근, 양배추 등), 과일(키위, 블루베리 등), 통곡물, 콩류(된장, 낫토 등), 견과류(아몬드, 호두 등), 오메가3 지방산이 풍부한 생선(고등어, 연어 등)이 대표적으로 영양소 밀도가 높습니다. 이런 식품은 칼로리는 낮지만 영양소가 풍부해 건강 증진과 체중 관리에 유리하며, 반대로 가공식품이나 당분과 지방이 높은 음식은 영양소 밀도가 낮습니다.

칼슘 함량이 높은 식품에는 미꾸라지, 멸치, 뱅어포 등 뼈째 먹는 생선과 우유, 요구르트 등 우유·유제품류가 있으며 두부, 무청, 쑥, 깻잎 등 푸른 채소가 있습니다.

비타민A 함량이 높은 식품은 소의 간, 메추리알, 계란노른자 등입니다. 녹황색채소인 당근, 깻잎, 무청과 해조류인 미역에도 많이 있으므로 이 식품류를 주재료로 사용합니다.

티아민 함량이 높은 식품은 돼지고기, 해바라기씨, 검정콩 등에 많이 있습니다. 이 티아민은 식빵, 현미, 백미, 밤, 감자 등 곡류에도 들어 있습니다.

리보플라빈 함량이 높은 식품은 고기의 간(소간, 돼지 간 등에 많음), 고등어, 계란, 우유, 유제품 등입니다.

비타민C가 높은 식품은 채소와 과일입니다. 브로콜리, 고춧잎, 시금치 등 채소류를 주재료로 하고, 딸기, 단감, 귤 등 과일류는 후식으로 먹어도 좋습니다. 또한 비타민C는 고구마에도 많이 들어가 고구마가 제철일 때도 섭취합니다.

곡류 :
단백질 보충하려면 밥을 먹어라?

곡류는 주로 열량 공급원으로 이용되며 입자 그대로 조리하거나 제분하여 가루 형태로 조리하는 방법이 있습니다. 우리나라는 주식이 쌀이며 전 세계 인구의 50% 이상이 쌀을 주식으로 먹습니다. 해외 곡물 시장 동향을 살피면, 2025/26년(8월 전망) 쌀 소비량은 5억 3,856만 톤, 밀 소비량은 8억 545만 톤, 옥수수 소비량은 12억 8,046만 톤으로 추정되어 실제 소비량은 밀이나 옥수수가 높은데요. 이는 밀이나 옥수수같은 곡물의 상당량이 동물 사료나 산업 원료(특히 옥수수)에 쓰이기 때문입니다.

통계청 2024 양곡 소비량 조사에 따르면, 2024년 가구 부문 1인당 연간 양곡 소비량은 64.4kg으로, 1인당 연간 양곡 소비량은 1981년 이후 지속 감소하여 1994년 소비량(120.5kg) 대비 절반 수준입니다. 이는 저탄수화물 고지방 식단(저탄고지) 트렌드가 확산되면서 쌀과 같은 곡류 의존도가 줄고, 육류 섭취가 증가한 것이 가장 큰 원인입니다.

곡류의 구성 성분은 종류에 따라 다르지만 보통은 탄수화물의 저장 형태인 전분이 70~75%, 단백질이 10% 내외, 지질 2%, 비타민과 무기질 1~3% 이하로 구성되며 비타민B1,B2 등을 함유하고 있지만 대부분 배아 부분에 함유하고 있어 도정과정에서 제거되거나 밥 짓는 과정에서 손실됩니다. 주목할 것은 곡류의 단백질 부분인데요. 곡류를 보통 탄수화물 식품으로 구분하지만, 한 번에 섭취하는 양을 고려하면 전 세계 단백질 공급원의 상당 부분을 차지합니다. 특히 아시아, 아프리카 등 인구가 많은 지역에서 주식으로 쌀, 밀, 옥수수 등에서 얻는 식물성 단백질 비중이 매우 높습니다. 곡류 단백질은 완전 단백질은 아니라서 다른 식물성 식품(콩, 견과 등)과 함께 섭취 시 영양학적 보완이 가능합니다.

153쪽의 표는 《국가표준식품성분표 10개정판》을 참고로 한 곡류의 영양성분 일부입니다. (표는 가식부(可食部: 먹을 수 있는 부분) 100g을 기준으로 함)

쌀

쌀은 형태에 따라 일본형(자포니카종)과 자바형(자바니카종), 인도형(인디카종)으로 나뉩니다. 자포니카종이 쌀알이 둥글고 짧으며 조리를 하면 점성이 뛰어나 우리나라와 일본에서 많이 씁니다. 통계청 2024 양곡 소비량 조사에 따르면, 한국인은 하루 평균 152.9g의 쌀을 먹습니다. 표에서 백미 100g당 단백질이 6.81g이므로 152.9g에는 약 10.4g의 단백질이 들어 있습니다.

단백질의 권장량을 몸무게 1kg당 대략 1g을 잡는다면, 체중 60kg 인 사람의 하루 단백질 필요량이 60g인데, 쌀에서 1/6에 해당하는 양 (10.4kg)을 섭취할 수 있는 겁니다. 물론 흰쌀은 앞에서 배운 것처럼 GI(당지수)가 높아서, 현미 혹은 콩과 같이 보충하는 것이 좋습니다. 돼지고기, 닭고기, 생선, 두부, 계란 등에서 나머지 단백질을 보충해야 하는 것도 잊지 마세요.

좋은 쌀은 쌀알이 너무 하얗거나 뿌옇지 않고 반투명하면서, 낱알의 윤기가 뛰어나며 통통하며, 묵은 냄새와 곰팡이 냄새가 없는 것을 고릅니다. 쌀에 금이 가거나 깨진 것, 곰팡이, 흙, 벌레 등의 이물질이 있는 것은 식재료로 적합하지 않습니다.

귀리

다른 곡류에 비해 식이섬유와 지질, 단백질이 풍부하며 항암과 항비만효과, 혈중 콜레스테롤 감소 효과가 있다고 알려진 베타글루칸이 다량 함유되어 있습니다. 최근, 증기로 가열한 후 눌러서 가공한 납작귀리를 물이나 우유에 섞어 죽처럼 먹거나 시리얼, 베이킹, 스무디에 활용하는 '오트밀'을 아침식사 대용으로 먹는 사람들이 늘고 있습니다.

곡류 (가식부100g 기준)	탄수 화물 (g)	단백질 (g)	지질 (g)	총식이 섬유 (g)	비타민 B1 (mg)	비타민 B2 (mg)
멥쌀, 백미, 생것	78.74	6.81	1.05	1.9	0.099	0.028
멥쌀, 백미, 밥	31.71	2.65	0.33	0.9	0.035	0
멥쌀, 현미, 생것	75.92	7.33	2.23	3.9	0.286	0.025
멥쌀, 현미, 밥	35.34	3.47	0.96	2.2	0.075	0.004
찹쌀, 백미, 생것	78.17	6.64	0.99	1.2	0.417	0.003
찹쌀, 백미, 밥	33.93	2.58	0.33	0.8	-	0
귀리, 오트밀	64.9	13.2	8.2	18.8	-	0.07
메밀, 도정, 생것	67.84	13.64	3.38	6.3	0.458	0.255
보리, 쌀보리, 밥	0.25	3.58	0.73	3.3	0.023	0.010
옥수수,찰옥수수,삶은것	27.42	4.72	1.48	4.5	0.100	0.118
퀴노아, 쪄서 말린것	72.62	9.56	3.26	7.7	0.953	0.219
밀, 중력밀가루	76.64	10.34	1.01	2.7	0.161	0.024
밀, 통밀가루	71.5	11.9	1.6	3.7	1.70	0.06

출처: 《국가표준식품성분표 10개정판》

밀

메밀은 단백질이 12~14%로 비교적 우수한 편으로, 필수아미노산인 라이신, 트레오닌, 트립토판의 함량이 많고 비타민B1,B2 함량도 많습니다. 갈비와 메밀 냉면은 이상적인 음식궁합으로 불리는데요. 메밀에는 모세혈관의 저항성을 강하게 하고 고혈압으로 인한 뇌출혈 등 혈관 손상을 예방하는 '루틴'이라는 성분이 함유되어 있어, 고지방 음식인 갈비와 궁합이 좋다는 말이 생겼습니다.

보리

주성분은 탄수화물이고 전분이 대부분입니다. 칼슘, 철 등 무기질과 비타민B군이 풍부한 편이며 식이섬유인 베타글루칸을 함유합니다. 보리를 이용한 식품은 맥주, 위스키, 식혜, 보리차, 된장, 고추장 등이 있습니다.

옥수수

주성분은 탄수화물인 전분이고 비타민A와 E의 함량이 높은 편입니다. 옥수수의 단백질은 '제인'이라고 하는데요. 필수아미노산인 트립토판이 부족하고, 나이아신(비타민B3)은 체내에서 잘 흡수되지 않는 형태입니다. 그래서 옥수수가 주식인 라틴아메리카, 아프리카 일부 지역에서는 양질의 단백질을 같이 섭취하지 않으면 단백질 영양결핍증이나 나이아신 결핍으로 생기는 펠라그라에 걸리기 쉽습니다.

퀴노아

퀴노아는 주로 남아메리카 안데스 고원지대에서 재배되는 곡물류에 속하는 씨앗으로, '곡물의 어머니'라 불릴 만큼 영양가가 뛰어나 슈퍼푸드로 불립니다. 단백질 함량이 높고 9가지 필수아미노산을 모두 포함하는 완전 단백질 공급원입니다. 특히 혈관 건강에 중요한 성분인 '베타인'은 각종 심뇌혈관질환 발생의 위험을 높이는 호모시스테인이 체내에 과도하게 쌓이는 것을 막습니다. 그밖에도 베타글루칸, 식이섬유, 비타민B군, 비타민E, 칼륨, 마그네슘, 철분 등이 풍부하며, 혈당지수가 낮아 당뇨병 예방과 관리에도 유리합니다. 밥, 죽, 샐러드, 빵, 쿠키 등 다양한 요리에 활용 가능하며, 조리 후에도 모양이 잘 유지되어 샐러드 등에 자주 쓰입니다.

밀가루

밀은 인류 역사상 가장 오래되고 널리 경작된 농작물 중 하나로, 중국, 인도, 러시아, 미국 순으로 많이 생산합니다. 표에서 보면 밀가루의 단백질 함량이 꽤 높아 보이지만 실제는 쌀의 단백질이 더 우수합니다. 단백질의 질 평가 방법인 '생물가'는 섭취한 단백질 중 체내에서 실제로 신체 단백질 합성에 사용되는 비율을 나타내는데요. 쌀의 생물가는 72인데 반해 밀가루는 47이며, 밀 단백질은 백미에 비해 단백질 양은 많지만 필수아미노산 중 라이신, 트립토판, 메티오닌이 부족한 불완전 단백질이 많고 체내 흡수 효율이 떨어지기 때문입니다.

밀가루는 다른 곡류와 달리 물을 첨가해 단백질이 수화되어 점탄성을 가진 글루텐 복합체를 만들 수 있어서 빵으로 소비되는 비중이 높습니다.

밀가루는 색이 고르고, 가루 형태가 균일한 것을 고릅니다. 일반적으로 밀가루를 지대(종이) 포장 상태 그대로 서늘하고 습기가 적은 그늘진 곳에서 보관하면 2~3년 정도도 저장 가능합니다. 하지만 습기와 냄새를 잘 흡수하는 성질이 있어 보관에 주의해야 합니다. 화장품, 세제, 석유 등 냄새가 강한 것들과 같이 두지 마시고, 지나치게 수분이 높거나 낮은 곳도 피합니다. 밀가루의 수분 함유율이 15% 이상이면 곰팡이의 활동이 가능해지고, 수분 함유율이 12% 이하라면 밀가루 중의 지방 성분이 산화되어 산패를 일으킬 위험이 있기 때문입니다. 밀가루에서 곰팡이 냄새 및 기타 불쾌한 냄새가 난다면 폐기합니다.

감자 및 전분류 :
신장 기능이 나쁘면 감자, 고구마 먹지 마라?

　감자 및 전분류는 서류라고 하는데요. 서류는 땅속 덩이줄기나 덩이뿌리를 식용하는 작물로 감자, 고구마, 마, 토란, 카사바 등이 포함되며 탄수화물의 급원 식품입니다. 과거에는 구황작물로 이용되어 서민의 밥상에 올랐다면 지금은 식재료뿐 아니라 동물 사료, 알콜 생산 등에도 사용됩니다.

　서류는 수분이 70~80%로 많고 칼륨, 인 등 무기질이 풍부하고 열에 잘 파괴되지 않는 비타민 함량도 비교적 높습니다. 대부분의 서류는 칼륨의 함량이 꽤 높은 편이라서 신장 질환자의 주의가 필요합니다.

서류 (가식부100g 기준)	탄수 화물(g)	단백질 (g)	지질 (g)	칼슘 (mg)	칼륨 (mg)	비타민 A(μg)	비타민 C(mg)
감자, 수미, 생것	16.07	1.93	0.03	6	335	0	4.47
감자, 수미, 삶은 것	17.43	1.99	0.04	8	254	0	13.10
고구마, 생것	35.52	1.09	0.15	18	375	39	10.81
고구마, 구운것	45.48	1.13	0.16	19	445	34	10.47
마, 장마, 생것	9.55	1.56	0.28	15	374	0	1.42
토란, 생것	15.77	2.08	0.14	11	520	1	1.21

출처: 《국가표준식품성분표 10개정판》

감자

감자는 수분 함량이 80% 이상이고 탄수화물 15%, 단백질 2% 정도로 구성되어 있고 칼륨, 인, 철 등 다양한 무기질의 급원이며 특히 칼륨의 함량이 높습니다. 칼륨이 높다고 알려진 바나나가 가식부 100g당 355mg의 칼륨이 들었는데, 감자는 100g당 335mg의 칼륨이 들어 있습니다. 그런데 《2020 한국인영양소섭취기준 활용》에 나온 바나나의 1인 1회 분량은 100g이고, 감자는 140g입니다. 즉, 한 명이 한 번에 섭취하는 분량으로 따지면 감자를 먹을 때 바나나보다 훨씬 칼륨 섭취를 많이 하게 되는 겁니다.

칼륨이 높은 식품은 나트륨을 배출해 혈압을 낮추고 심혈관 질환 위험을 줄입니다. 또 근육·신경계의 정상적 기능에 필수적이며 피로,

무기력증 예방에도 도움이 되지요. 하지만 만성 신장 질환이나 신장 기능 저하자는 칼륨의 체내 배출이 어려워 고칼륨혈증(근육마비·심장부정맥 등 중증 합병증)을 유발할 수 있으므로 신장에 문제가 있다면 감자 섭취를 과하게 하는 것은 제한합니다.

감자는 '땅속의 사과'로 불리며 사과보다 비타민C가 약 4배 높습니다. (가식부 100g기준 사과 비타민C 1.32mg vs 감자 비타민C 4.47mg) 감자의 비타민C는 전분질로 둘러싸여 가열조리에도 잘 파괴되지 않습니다.

감자를 고를 때는 신선해 보이며 변색되지 않고 적당히 건조되어 물기 없는 것, 곰팡이 냄새 등의 이취가 없고, 단단하고 짓무르지 않은 것을 고릅니다. 껍질이 말라 벗겨져 있거나 상처가 있는 감자는 고르지 마세요. 상처 부위를 통해 세균, 곰팡이 등이 쉽게 오염될 수 있습니다. 또한 싹이 나거나 햇빛에 의해 녹변된 것은 피해야 하는데요. 감자의 씨눈 및 껍질 부위에 '솔라닌'이라는 알칼로이드계 독성물질이 많이 함유되어 있는데, 햇빛을 쬐면 이 물질의 함량이 증가해 식중독을 일으키게 됩니다. 싹이 튼 부분은 도려내고 먹습니다.

고구마

고구마는 감자에 비해 수분 함량이 낮은 편(60~75%)이고 칼륨, 칼슘과 같은 무기질과 비타민A, 비타민C가 상당량 함유되어 있습니다. 앞서 감자와 마찬가지로 신장 기능이 정상이고 나트륨 섭취량이 많은 현대인에게 고구마의 높은 칼륨은 건강에 이로울 수 있지만, 신장질환자는 반드시 섭취를 조절해야 합니다.

고구마는 섬유질이 풍부해 장의 연동운동 촉진으로 변비에 좋고, 위에 머무르는 시간이 길어 공복감도 덜 느끼게 합니다. 단, 장 내에서 이상 발효하여 배 속에 가스가 차기 쉽습니다.

고구마는 모양과 크기가 일정하며, 표면 긁힘과 같은 상처가 난 것은 피하고, 표피색이 밝고 선명한 적자색을 띠는 것이 좋습니다. 갈색, 흙갈색, 적황색을 띠거나 쭈글쭈글한 것은 고르지 마세요.

마

주성분은 전분이며 점성이 강합니다. 점성은 '뮤신'이라는 물질 때문인데 알파 아밀레이즈 등 소화효소를 많이 포함해 소화를 촉진시킵니다. 마는 갈아서 생식하거나 삶아서 이용하며 한방에서는 자양강장과 노인들의 기침과 가래에도 씁니다.

토란

원산지는 인도로, 수분이 80% 정도 됩니다. 토란탕, 토란찜 등으로 조리하는데 가열 조리시 국물에 거품이 생겨 잘 끓어 넘치는 이유는 점질 성분인 '갈락탄' 때문인데요. 토란 조리 시 소금물이나 쌀뜨물에 데치면 점질물을 줄일 수 있습니다. 또한 토란 특유의 아린맛은 '호모젠티스산'이라는 물질 때문인데 물에 담가두거나 소금물에 데치면 아린맛이 제거됩니다.

토란은 껍질에 흠이 없고 모양이 둥글둥글한 것을 고릅니다.

두류 :
대두냐 렌틸콩이냐, 뭐가 더 좋을까?

두류는 종류에 따라 단백질과 지방 함량이 높은 대두와 같은 종류가 있고, 단백질과 탄수화물 함량이 높은 강낭콩, 녹두, 렌틸콩, 병아리콩, 완두, 팥 등이 있습니다. 식용유지로 쓰는 대두유(콩기름)는 있는데 렌틸유는 없는 이유입니다.

밥에 콩을 넣어 먹으면 좋다는 말을 많이 들어보셨지요? 두류는 아미노산 조성이 우수해 곡류에 부족한 라이신 아미노산을 보충하고, 곡류는 두류에 부족한 황함유 아미노산(메치오닌, 시스테인)의 보충 효과가 있기 때문입니다.

두류는 다양한 식재료로 쓰이는 반면, '렉틴', '피틴' 등 영양 저해 성분들이 있어 조리시 주의가 필요합니다. 두류에는 칼슘, 인, 칼륨 등 무기질이 풍부한데요. 대부분 피트산과 결합한 염의 형태, 즉 '피틴'으로 존재해 무기질의 이용률을 떨어뜨립니다. 또한 '렉틴'은 체내에서 소장 점막의 당단백질과 결합해 영양소 흡수 장애를 일으킵니다. 다행히 '피틴'의 경우 발아, 발효, 수침, 가열 등의 조리 조작으로 제거가 가능합니다.

아래 두류의 영양성분 일부를 발췌해 보았는데요.《2020 한국인영양소섭취기준 활용》에 나온 두류의 1인 1회 분량은 대략 20g입니다. 표는 가식부 100g 기준이니 그 양의 1/5 정도(20g)에 든 양이, 실제 영양성분으로 우리 몸에서 작용합니다.

두류 (가식부100g 기준)	탄수 화물 (g)	단백질 (g)	지질 (g)	칼슘 (mg)	인 (mg)	칼륨 (mg)	비타민 B1 (mg)
대두, 노란색, 말린것	32.99	36.21	14.71	260	660	1838	0.553
대두, 서리태, 말린것	30.45	38.68	15.86	199	653	1848	0.168
두부	3.75	9.62	4.63	64	158	132	0.032
두부, 순두부	0.69	6.85	1.35	15	69	176	0.282
두부, 연두부	1.93	4.66	2.51	30	72	160	0.377
강낭콩, 말린것	63.9	21.2	1.1	99	338	-	0.41
녹두, 말린것	60.15	24.51	1.52	100	441	1420	0.156
렌틸콩, 갈색, 말린것	65.42	21.01	1.43	72	384	943	0.193
병아리콩, 말린것	63.14	17.27	5.66	153	367	1085	0.646
완두, 말린것	67.1	20.7	1.3	85	248	926	0.49
팥, 적색, 말린것	58.56	21.82	1.07	64	400	1263	0.424

출처:《국가표준식품성분표 10개정판》

한동안 저속노화 밥상으로 렌틸콩이 두류의 대세로 떠올랐는데요. 대두는 우리나라에서 재배하는 국산콩이 주로 사용되며, 렌틸콩은 인도, 지중해 연안 등에서 나와 외국에서 수입하는 콩입니다.

국산콩(서리태, 대두 등)은 단백질 함량이 렌틸콩이나 병아리콩보다 20~30% 이상 높고 항산화 성분도 풍부합니다.

대두는 성인 남녀, 폐경기 여성, 동물성 단백질 제한이 필요한 사람에게 추천합니다. 대두는 완전 단백질 공급원으로 필수 아미노산이 균형 있게 들어 있으며, 이소플라본 같은 식물성 에스트로겐 성분은 폐경기 여성의 호르몬 조절에 도움을 줄 수 있고 콜레스테롤 개선과 심혈관 건강 증진에도 효과적이기 때문이죠.

반면 렌틸콩은 당뇨병 환자, 체중 조절 중인 사람, 식이섬유가 필요한 사람들에게 더 추천됩니다. 낮은 혈당지수(GI)와 높은 식이섬유 함량으로 혈당 조절에 도움을 주고 소화기 건강에 좋아, 체중 조절 식단이나 심혈관 질환 위험 감소를 원하는 사람에게 적합합니다. 그러니 어느 콩이 더 좋다기보단 각자의 상황에 맞게 골라 드시면 좋겠습니다.

대두

대두 속 탄수화물은 전분은 거의 없고 올리고당류 10%, 헤미셀룰로즈가 약 8% 함유되어 있는 반면, 강낭콩, 녹두, 완두, 팥 등에 든 탄수화물은 대부분 전분입니다.

대두 단백질은 필수아미노산을 골고루 함유하고 있고 단백가가 높습니다.

대두에서 나오는 기름은 리놀렌산(오메가3 불포화지방산) 7% 내외, 리놀레산(오메가6 불포화지방산) 50% 내외, 올레산(단일불포화지방산) 25% 등으로 구성되어 지질의 88%가 불포화지방산인 양질의 식용유지입니다. 단, 공기와 접촉할 경우 산패가 일어나기 쉬워 보관에 유의해야 합니다.

대두의 무기질로는 칼륨이 많고 인, 칼슘도 풍부하지만 피틴산 형태로 존재해 이용률이 떨어지며, 곡류에 비해 비타민B가 많은 편입니다.

대두에는 특이적으로 이소플라본이 많이 함유되어 있습니다. 이소플라본은 플라보노이드 중 하나인데 에스트로겐과 유사한 작용을 한다고 알려져 식물성 에스트로겐이라고도 불립니다. 폐경기 여성에게 권장되는 콩 섭취량은 '이소플라본 함량' 기준으로 하루 30~80mg인데요. 이는 일반 콩 식품으로 하루 1~2회(두부, 두유, 된장 등) 꾸준히 섭취하면 됩니다.

경기도보건환경연구원 조사 결과, 두부는 100g당 약 49.59mg, 비지는 41.28mg, 순두부 41.08mg, 두유 23.33mg의 이소플라본 함량이 보고되었습니다. 일반적으로 삶은 대두 25g 혹은 두부 100g을 섭취할 때 약 40~50mg, 두유 한 팩(200ml)에는 20~30mg 수준의 이소플라본이 함유되어 있는 것으로 나타났습니다.

이소플라본의 생체이용률을 높이려면, 콩을 발효하거나 가열하여 아글리콘(비배당체) 형태로 섭취하는 것이 가장 효과적입니다. 발효식품(청국장, 된장 등)은 이미 상당량의 이소플라본이 아글리콘으로 전환되어 흡수가 잘 되기 때문에 청국장이나 된장국 등을 이용한 콩의 섭취를 추천 드립니다.

대두는 일부는 밥에 섞어 먹지만, 대부분은 유지, 간장, 된장, 두부, 두유 등의 원료나 콩나물 원료로 사용됩니다. 간장, 된장 등은 조미료류에서, 콩나물은 채소류에서 살펴볼 것이라서 여기서는 언급하지 않겠습니다.

강낭콩

페루가 원산지인 강낭콩은 모양이 신장과 비슷해 영어로 kidney bean이라고 합니다. 팥이나 녹두처럼 당질이 많고 지질은 적습니다. 밥을 지을 때 넣거나 떡고물, 양갱의 원료로 이용됩니다.

녹두

녹두는 주로 전분이 많아 빈대떡, 떡고물, 청포묵(녹두묵) 등에 이용되며 싹을 길러 숙주나물로도 많이 이용합니다. 녹두전을 부칠 때

미리 갈아놓으면 아밀라아제 활성이 높아 반죽이 묽어지므로 부치기 전에 갈아 사용하세요.

렌틸콩

렌틸콩은 낮은 혈당지수(GI)와 높은 식이섬유 함량으로 혈당 조절에 도움을 줍니다. 조리 시간이 짧고 미리 불릴 필요 없이 바로 요리에 사용할 수 있어 바쁜 현대인에게 적합합니다. 주로 수프, 샐러드, 인도식 커리, 유럽식 스튜 등 다양한 요리에 쓰이며, 익힐수록 부드럽고 잘 부서지는 성질이 있습니다.

병아리콩

중동과 지중해 지역에서 재배되며, 섬유질과 단백질 외에도 비타민 B군, 엽산, 철분, 마그네슘, 인, 아연 등 다양한 미네랄이 풍부해 빈혈 예방, 뼈 건강, 신진대사 조절에 도움을 줍니다. 맛은 고소하고 밤맛과 비슷하며, 식감은 부드럽고 알이 통통합니다. 보통 불린 후 삶아서 먹으며 샐러드, 카레 등 다양한 요리에 활용됩니다.

완두콩

완두는 밥에 넣어 완두콩밥을 하거나 떡이나 과자 제조에 이용합니다. 완숙 직전의 완두는 청완두라고 해서 수분이 많고 단맛이 있어 통조림 형태로 가공해서 이용하기도 합니다. 미숙할 때 꼬투리째 먹는 꼬투리완두는 비타민C가 많아 데쳐서 채소로 이용됩니다.

팥

팥은 혼식용으로 밥에 섞거나 떡고물, 과자, 빙과 등의 원료료 이용됩니다. 팥에는 4.7%의 섬유질이 함유되어 변비에 효능이 있습니다.

육류 :
저기압일땐 고기앞으로!

육류는 동물성 단백질의 주요 급원으로, 소, 돼지, 닭, 양, 오리 등의 동물이 식용으로 사용됩니다. 식용으로 이용되는 부분은 주로 근육조직이고 근육 사이에는 결합조직과 지방조직이 있습니다. 결합조직의 양과 분포가 육류의 질김과 연함, 딱딱함을 좌우하는데, 닭고기나 돼지고기는 결합조직이 비교적 적어 연합니다.

육류의 단백질은 18~23% 정도인데 인체 조직과 단백질, 아미노산 조성이 유사해 질 좋은 단백질 급원으로 취급됩니다.

육류의 지질은 주로 중성지방이며 소량의 인지질과 콜레스테롤로 구성됩니다. 소고기와 돼지고기는 닭고기보다 포화지방산 비율이 높아, 식사 후 그릇에 기름이 굳어 있는 걸 볼 수 있는데요. 필수지방산인 리놀레산은 소고기보다 돼지고기에 많이 함유되어 있습니다. 불포화지방산 함량은 오리기름, 닭기름, 돼지기름, 소기름 순으로 높습니다.

주목할 것은 육류에는 무기질로는 철분이, 비타민으로는 비타민B군의 함량이 높다는 것입니다. 비타민B1, 비타민B2, 니아신, 엽산 등의 함량이 높으며 특히 비타민B1 함량은 부위별로 다르지만 소고기, 닭고기에 비해 돼지고기가 6~10배나 높습니다.

흔히들 피곤하고 기운이 없을 때 고기를 먹으라고 하는데요. 우리 몸에 에너지를 만들어내는 ATP를 만드는 기관이 미토콘드리아입니다. 이 ATP를 생산하는 에너지 대사에서 중요한 역할을 하는 것이 바로 비타민B군인데 육류에는 이러한 비타민B 종류가 많이 들어 있습니다. 인생이 힘들어서 기운이 없고 저기압이라면 당장 고기 드시고 힘내세요!

육류 (가식부100g 기준)	단백질 (g)	철분 (mg)	비타민 B1 (mg)	비타민 B2 (mg)	니아신 (mg)	판토텐산 (mg)	비타민 B12 (mg)
닭고기, 살코기, 생것	24.0	1.1	0.20	0.21	2.9	-	-
닭고기, 살코기, 튀긴것	22.54	1.37	0.115	0.189	7.04	0.889	0.28
돼지고기, 살코기, 생것	19.45	0.60	0.601	0.139	3.82	0.605	0.51
돼지고기, 등심, 구이	32.06	0.54	0.821	0.096	4.65	0.671	0.79
소고기, 한우, 등심, 생것	15.61	2.24	0.019	0.345	1.75	0.272	1.83
소고기, 한우, 등심, 구이	18.90	2.92	0.019	0.338	2.58	0.147	2.79
오리고기, 살코기, 생것	21.00	2.61	0.203	0.103	5.15	2.324	3.41

출처: 《국가표준식품성분표 10개정판》

닭고기

육류 중 세계에서 가장 많이 섭취하고 널리 이용되는 것은 닭고기입니다. 지방의 분리가 비교적 쉽고 양질의 단백질을 함유하여 저지방 식단에도 많이 이용됩니다. 냉동한 닭으로 조리할 때 뼈 주위 근육이 짙은 갈색으로 변하는데, 이는 냉동 과정 중에 적혈구가 파괴된 것을 그대로 가열했기 때문입니다. 냉동된 닭을 완전 해동하지 않고 조리하면 변색을 막을 수 있습니다. 또 굽는 과정에서 살이 분홍색이 되는 경우가 있는데 이것은 근육 성분에서 일어나는 화학반응이므로 맛에는 변화가 없습니다. 냉장된 생닭을 고를 때는 날개, 등뼈, 가슴뼈 등이 굽지 않은 외형이 좋은 것으로, 육질의 광택과 탄력성이 있는 것을 고릅니다. 또 잔털이나 피멍이 없고 닭 비린내가 없는 깃을 고릅니다.

돼지고기

생것으로 소비되거나 햄, 소시지 등 식육 가공품으로도 이용됩니다. 돼지고기는 바짝 익히고 소고기는 덜 익혀도 된다는 말이 있는데요. 돼지고기에 의해 감염되는 촌충은 선모충과 유구촌충이 있는데 이 유구촌충에 감염된 돼지고기를 섭취하면 신경 손상이 일어날 수 있습니다. 이 기생충을 사멸하려면 중심 온도가 77도 이상이 되어야 하기에 바짝 익히라는 말이 나온 것이죠. 반면 소고기는 주로 무구촌충에 감염될 수 있는데 무구촌충은 중심온도가 65도 이상이면 사멸됩니다. 혹시 최근까지도 돼지고기를 덜 익혀 드셔서 걱정되신다고요? 다행히 지금은 사료·약품을 포함한 모든 양돈 조건이 선진화되어 돼지고기를 덜 익혀 먹는다고 해서 기생충에 감염되기는 어렵습니다. 단, 유통과정과 손질 과정에서 발생할 수 있는 대장균이나 포도상구균과 같은 균 등 잘못 관리된 고기를 덜 익혀 먹을 경우, 살모넬라균에 의한 식중독이 발생할 수 있으니, 돼지고기뿐 아니라 모든 육류는 중심온도 75℃ 이상에서 1분 이상 가열해 먹을 것을 권장합니다.

돼지고기의 고기 색은 밝은 분홍색이 돌고 광택이 좋은 것, 지방색은 백색이고 광택이 있으며 단단하여 탄력성이 좋아야 합니다. 또한 수분이 스며나오는 정도가 많거나, 이물질(돈모, 응고혈, 비닐 등)을 포함하고 있으면 안 됩니다.

소고기

국내산 소고기와 한우가 다르다는 것 아세요? 국내산 소고기라고 하면 국내에서 일정 기간(6개월 이상) 사육된 모든 품종(한우, 육우, 젖소 포함)을 말합니다. 반면 한우는 외래종과 피가 섞이지 않고 우리나라에서 기른 순수 혈통의 소를 의미합니다. 현재 유엔식량농업기구에 등재된 한우 품종은 5종으로 황우, 흑소, 제주 흑소, 칡소, 백우 등 5종입니다. 육우는 고기를 얻기 위한 목적으로 키운 소로, 수컷 젖소나 새끼를 낳지 않은 암컷 젖소, 품종이 섞인 소(교잡우)를 포함합니다. 젖소는 새끼를 낳은 경험이 있고 우유를 생산하는 암소를 말합니다.

도축 시 등급판정 도장(적색 : 한우, 녹색 : 육우, 청색 : 젖소)으로 품종을 구분하며, 유통 단계에서는 축산물 이력번호로 정확히 한우 여부를 확인할 수 있습니다.

식육점에서는 국내산(한우고기), 국내산(육우고기), 국내산(젖소고기) 식으로 품종까지 정확히 표기하는 것이 원칙입니다.

소고기의 고기 색은 밝은 선홍색의 육색 및 광택이 좋은 것, 지방의 색은 유백색이고, 선명하고 윤기가 있는 것을 고릅니다. 탄력성이 좋으며 결이 곱고 고기의 광택이 좋고 지방의 질이 좋은 것으로, 이물질(응고혈, 비닐) 등의 결점이 없는 것을 고릅니다.

오리고기

오리 기름이 몸에 좋다고 껍질만 떼어 드시는 분들 계시죠? 오리 기름은 불포화지방산이 풍부하여 혈관 건강, 콜레스테롤 조절, 심혈관 질환 예방 등에 긍정적인 효과가 있을 수 있지만, 칼로리가 매우 높고 포화지방산도 함유되어 있으므로 과다 섭취는 피하는 것이 안전합니다.

오리고기는 붉은빛 또는 선홍색을 띠는 것이 이상적이며, 지방은 희고 단단하며, 손으로 눌렀을 때 탄력이 있어야 합니다. 비린내가 심한 것은 고르지 않습니다.

난류 :
완전식품이라는 계란의 진실

난류는 계란이 가장 일반적으로 사용되며, 이 외에 메추리알, 오리알, 거위알, 타조알 등이 식품으로 이용됩니다. 완전식품이란 인간에게 필요한 영양소를 모두 갖춘 식품을 말하는데요. 현재까지 모든 필수 영양소를 완벽히 포함한 단일 식품은 없으며, 일부 영양소의 결핍을 일으키지 않으려면 다양한 음식의 조합이 필요합니다.

계란은 다양한 영양소를 갖추었기에 단일 식품 중 영양소 구성이 뛰어나다는 뜻에서 완전식품이라 불리는 것입니다. 즉 완전식품에 가까운 식품 중 하나이지요.

계란의 흰자는 단백질이 주성분이고, 노른자는 지방과 단백질이 주성분입니다. 계란 속 단백질은 품질이 좋아 생체이용률이 높고 인체 내 아미노산 조성에 가까워 근육 유지 및 성장에 좋습니다.

계란 노른자에 있는 콜레스테롤이 성인병의 원인이 된다는 의견도 있지만, 노른자에는 콜린, 비타민D, 루테인 등이 집중되어 있어 뇌 건강, 시력 보호, 면역 강화에 도움이 되기 때문에 건강한 성인은 하루 1~2개 정도 먹는 것이 오히려 건강에 도움이 됩니다. (노른자에 다량 함유된 콜레스테롤 함량 때문에, 심혈관 질환·고지혈증 환자의 경우 섭취 제한이 필요할 수 있습니다)

계란은 완전식품이라 불리지만, 무기질 중 인이 칼슘보다 많이 들어 있고, 비타민C와 식이섬유가 거의 없으므로, 채소와 과일 등 다른 식품과 반드시 병행해서 식단 속 균형을 찾는 것 잊지 마세요.

난류 (가식부100g 기준)	단백질 (g)	칼슘 (mg)	인 (mg)	비타민 B2(mg)	비타민 D(µg)	콜레스 테롤(mg)
달걀, 생것	12.91	47	173	0.322	1.04	303.31
달걀, 난백, 생것	11.46	6	15	0.410	0	0.36
달걀, 난황, 생것	15.66	149	535	0.475	3.56	670.02
메추리알, 생것	12.80	59	222	0.403	1.78	400.96

출처: 《국가표준식품성분표 10개정판》

달걀(계란)

계란은 신선한 상태 자체로도 훌륭한 식재료지만 면류, 마요네즈,

케이크 등 가공식품을 제조할 때 원료로도 사용됩니다.

외관은 표면이 깨끗하고 거칠거칠한 것으로, 색상이 옅은 갈색을 띠며 난황은 노란빛을 띠고, 난백은 맑고 투명한 것이 좋습니다. 깨뜨렸을 경우 흰자의 높이가 높고, 노른자가 동그랗게 봉긋 솟아있으며 탄력이 있어야 합니다. 달걀을 저장하면서 신선도가 떨어지면 난백의 점도가 감소해 달걀이 퍼지게 되는 것입니다. 껍질에 금이 가 있거나 깨진 것, 하얗게 곰팡이 핀 것은 피합니다. 달걀을 보관할 때는 둥근쪽이 위로 올라가게 하고 날렵한 부분이 아래로 향하게 보관합니다. 둥근쪽 윗부분에는 작은 기공이 많아 기공을 통해 호흡과 탄산가스 배출이 원활하도록 하여 신선도를 유지하기 위함입니다.

메추리알

메추리알은 작은 크기에도 불구하고 영양소가 풍부해 많은 이들이 즐기는 식재료입니다. 껍질을 벗기지 않은 상태로 보관하며, 개봉 후에는 밀폐 용기에 담거나 물과 함께 보관해 수분이 날아가지 않도록 해야 합니다. 깨진 곳이 없으며 이물질이 전체의 10% 이하인 것으로 외관은 옅은 갈색을 띠며 난황은 노란빛을 띠고, 난백은 맑고 투명한 것이 좋습니다. 난백이 맑고 결착력이 있으며 난황이 풀어지지 않아야 하며, 계란과 마찬가지로 껍질에 금이 가 있거나 깨진 것, 하얗게 곰팡이 핀 것은 피합니다.

어패류 :
생선도 너무 자주 먹으면 ○○○ 위험?!

어패류란 생선인 어류와 조개류(패류), 연체류, 갑각류 등을 통칭하는 말로, 수산물의 주요 범주 중 하나입니다.

어류는 경골어류(뼈가 단단한 생선), 연골어류(상어, 가오리 등) 혹은 서식 환경에 따라 해수어(바다), 담수어(강, 호수)로 나뉘기도 하며 지방 함량에 따라 저지방, 중지방, 고지방 어류로 분류하기도 합니다.

조개류(패류)는 조개, 대합, 굴, 홍합, 전복 등 바깥에 단단한 껍데기를 가진 것들입니다. 게, 새우, 가재 등 껍질이 단단하고 관절이 있는 무척추동물은 갑각류이며, 낙지, 문어, 오징어 등 껍질이 없거나 매우 유연한 몸을 가진 무척추동물은 연체류로 분류됩니다.

어패류에는 생리활성물질인 EPA와 DHA, 타우린, 키틴 등이 풍부합니다. EPA와 DHA는 등푸른생선(고등어, 꽁치 등)에 풍부하며, 혈중 중성지방 감소와 혈압 조절, 염증 억제를 통해 심혈관 질환 예방에 도움을 줍니다. 타우린은 문어, 오징어, 새우, 굴, 참치 등에 풍부하며 혈압 안정과 콜레스테롤 개선, 동맥경화 예방 작용이 있습니다. 키틴은 게나 새우 등 갑각류 외골격의 주요 구성 성분인 다당류로, 이를 탈아세틸화하면 항균 및 면역조절 작용을 가진 키토산이 생성됩니다.

이렇게 몸에 좋은 생리활성물질이 많은 어패류지만, 큰 생선을 너무 자주 섭취하면 중금속 축적의 위험이 높아질 수 있어 주의가 필요합니다.

납, 카드뮴, 수은 등은 사람에게 유해한 영향을 미치는 유해중금속이므로 우리나라 뿐만 아니라 전세계적으로 식품 중 허용기준을 정하여 관리합니다. 식품의약품안전처에서 〈식품의 기준 및 규격〉에 수산물의 중금속 기준을 둡니다. (179p 표 참조)

여기서 일반 어류는 갈치, 고등어, 꽁치, 광어, 대구, 멸치, 명태 등을 말합니다.

메틸수은 규격 대상 어류(A)는 쏨뱅이류, 금눈돔, 귀상어 등 상어류, 다금바리, 홍메기, 블랙오레오도리, 남방달고기, 먹장어, 은샛돔, 이빨고기, 은민대구(뉴질랜드계군에 한함), 은대구, 다랑어류, 돛새치, 청새치, 녹새치, 백새치, 황새치, 몽치다래, 물치다래 등을 말합니다.

참고로, 참치통조림이나 횟감용 참치는 모두 다랑어류에 속하지만, 참치통조림에 사용되는 가다랑어는 수면 위에서 활동하는 2~4년생

대상식품	납 (mg/kg)	카드뮴 (mg/kg)	수은 (mg/kg)	메틸수은 (mg/kg)
어류	0.5 이하	0.1 이하 (민물 및 회유 어류에 한함) 0.2 이하 (해양어류에 한함)	0.5 이하 (178p A의 어류 제외)	1.0 이하 (178p A의 어류에 한함)
연체류	2.0 이하 (다만, 오징어는 1.0 이하, 내장을 포함한 낙지는 2.0 이하)	2.0 이하 (다만 오징어는 1.5 이하, 내장을 포함한 낙지는 3.0 이하)	0.5 이하	-
갑각류	0.5 이하 (다만 내장을 포함한 꽃게류 2.0 이하)	1.0 이하 (다만 내장을 포함한 꽃게류는 5.0 이하)	-	-

출처: 《식품의 기준 및 규격》

으로, 횟감용으로 사용되는 심해성 어류인 참다랑어에 비해 메틸수은 함량은 1/10 수준입니다.

물론 이런 중금속 기준을 보고 무턱대고 생선을 먹지 말라는 것은 아닙니다. 정부 및 업계는 생산단계, 주요 도매시장, 대형마트, 수입 통관 단계에서 샘플링을 통해 수산물 중금속을 검사합니다. 국내산·수입산 모두 주기적으로 검사하며, 기준치 초과 시 해당 제품은 즉시 회수 및 판매 중지되니 중금속 오염을 너무 걱정하면서 생선을 아예

안 먹을 필요는 없습니다.

어패류는 육류와 더불어 동물성 단백질의 주된 급원 식품입니다. 어류는 17~25%, 패류는 7~10%, 오징어와 낙지는 12~17%의 단백질을 함유합니다. 또한 어류의 껍질 단백질은 대부분 콜라겐이고 소량의 엘라스틴과 당단백으로 구성됩니다.

어육의 경우 육류보다 연하고 소화가 잘되는 것이 장점입니다. 또한 어패류는 필수아미노산인 라이신을 다량 함유해, 라이신이 부족한 곡류와 상호보완이 가능합니다. 육류에 비해 지질의 조성이 우수하나(등푸른생선의 오메가3 함량 높음) 불포화지방산이 많아서 산패하

어패류 (가식부100g 기준)	단백질 (g)	칼슘 (mg)	비타민 A(μg)	비타민 D(μg)	오메가3지방산 (g)
갈치, 생것	18.5	46	20	-	-
고등어, 구운것	25.2	10	34	4.9	3.10
게, 꽃게, 생것	16.19	127	-	0	0.30
날치알, 생것	10.2	14	0	-	-
멸치, 생것	1.7	496	38	-	-
바지락, 생것	12.27	70	-	0	0.23
삼치, 생것	20.08	5	-	0	1.06
오징어, 생것	18.84	11	-	6.03	0.79

출처: 《국가표준식품성분표 10개정판》

기 쉽고, 조직이 연하고 세균의 오염을 받기 쉬워 신선도 유지가 매우 중요함도 잊지 말아야 합니다.

갈치

갈치는 은백색 또는 검회색을 띠는 것으로, 암모니아취 등 이취가 없어야 합니다. 살이 탄력 있고 비늘이 벗겨지지 않은 것을 고릅니다.

고등어

몸통 색상과 눈동자가 맑고, 아가미 부분이 선홍색이며, 배가 단단하고 윤택이 나는 것이 좋습니다. 또한 등은 푸른색의 짙은 줄무늬가 있고, 배는 은백색을 띠면서 비린내가 강하지 않은 것을 고릅니다.

꽃게

신선도가 높을수록 다리가 잘 탈락되지 않으며 육질이 희고 탄력있는 것을 고릅니다. 크기와 모양은 일정하며 금속과 같은 이물이 혼입된 것은 피합니다.

날치알

날치알의 알갱이가 고르게 퍼지고, 반투명한 노란색으로 이취가 없는 것을 고릅니다. 또한 날치알 특유의 탄력이 있고 물이 새어 나오는 것은 고르지 않습니다.

멸치

반찬용 멸치는 크기가 일정하며 윤기가 나는 것, 배가 터지지 않고 부서지지 않는 것을 고릅니다. 구부러진 멸치는 살아 있는 멸치를 삶아 말린 것으로 신선한 것이니 안심하세요. 반찬용은 이취가 없고, 건조 상태가 좋은 것을 고릅니다.

바지락

푸르스름한 광택이 나며 물을 내뿜고 있는 것이 좋습니다. 패각이 부서져 있거나 열려 있는 등의 손상이 있는 것, 속살에 윤기가 없고 색이 누렇게 변한 것은 사지 마세요.

삼치

등빛이 회청색으로 윤기가 흐르는 것, 몸살이 곧고 단단하며 탄력 있는 것, 물이 새어 나오거나 변색된 것은 피합니다.

오징어

8개의 다리가 거의 대등하고, 등쪽은 불투명한 회색과 초콜릿 빛깔이 혼합되어 있고, 안쪽은 약간 연한 색을 띠는 것이 좋습니다. 조직이 매끄러우며 탄력이 있는 것이되 껍질이 벗겨지거나 잘린 경우는 부적합합니다.

채소류 :
한국인의 힘, 김치파워

　채소는 주로 식용 부위에 따라 뿌리채소, 줄기채소, 잎채소, 열매채소, 꽃채소로 분류되며, 이외에도 식물학적 분류(과별)로도 구분할 수 있습니다.

　뿌리채소는 땅속에서 자라며 뿌리를 먹는 채소로, 무, 당근, 고구마, 생강, 우엉 등이 포함됩니다. 토양 상태가 품질에 큰 영향을 미치며, 일반적으로 13~16도의 상온에서 보관하는 것이 적절합니다.

　줄기채소는 줄기를 식용하는 채소로, 감자, 아스파라거스, 양파, 마늘, 셀러리 등이 있습니다. 감자는 땅속 줄기의 마디가 부풀어 생긴 덩이줄기이므로 뿌리채소가 아닙니다.

　잎채소는 잎을 주로 섭취하는 채소로, 배추, 상추, 시금치, 깻잎, 쑥갓, 양상추 등이 대표적입니다. 쌈 채소로도 널리 알려져 있으며, 신선도 유지가 중요하므로 키친타월로 감싸 습기를 조절하며 보관해야 합니다.

열매채소는 과실이나 씨를 먹는 채소로, 토마토, 오이, 고추, 가지, 호박 등이 포함됩니다. 비닐하우스 재배로 계절에 관계없이 공급 가능하며, 비타민과 항산화 성분이 풍부합니다.

꽃채소는 꽃봉오리나 꽃잎을 섭취하는 채소로, 브로콜리, 꽃양배추 등이 대표적입니다. 브로콜리는 원래 이탈리아가 원산지이며, 꽃봉오리 외에도 줄기와 잎도 섭취 가능합니다.

한편 2025 농림어업총조사에서 분류한 《작물도감》에는 또 다른 분류법을 씁니다. 엽채류(일반배추, 김장배추, 양배추, 시금치, 상추, 미나리, 부추 등), 과채류(수박, 참외, 오이, 늙은호박, 애호박, 일반토마토, 방울토마토, 딸기 등), 근채류(일반무, 김장무, 총각무, 열무, 당근 등), 조미 채소(고추, 마늘, 양파, 대파, 쪽파, 생강 등), 기타 채소(쑥갓, 토란, 우엉, 연, 마, 더덕, 도라지, 피망, 파프리카 등), 양채류(셀러리, 치커리, 치커리상추, 적치커리, 브로콜리, 케일, 적겨자, 양상추 등)인데요.

채소류는 비타민, 무기질, 식이섬유 등이 풍부하고 파이토케미컬이라 부르는 생리활성 물질(페놀 화합물, 플라보노이드, 카로티노이드 등)이 풍부하여 다양한 식단(지중해식단, 마인드식단 등)에서도 채소를 많이 먹기를 권고합니다. 단 채소의 비타민B,C 및 무기질 등은 조

색	식품	파이토케미컬	생리작용
빨간색	토마토, 수박	라이코펜	전립선암 예방, 심장질환 예방
	사과	페놀화합물	노화지연, 암 예방, 콜레스테롤 강하
	딸기	안토시아닌 엘라직산	노화지연, 폐기능 강화, 심장질환 예방, 폐보호기능
노란색 (주황)	살구, 당근, 늙은호박, 고구마	베타카로틴	항산화작용, 암 예방, 심장질환 예방, 폐보호 기능
초록색	브로컬리, 케일	베타카로틴, 설포라판, 인돌, 루테인, 퀘르세틴	노화지연, 암 예방, 폐기능향상, 알러지 염증반응 저하, 당뇨병성 합병증 예방
	시금치	베타카로틴, 루테인, 지아잔틴	노화지연, 암 예방, 폐기능 향상, 황반변성 예방, 시력감퇴 둔화, 당뇨병성 합병증 예방
	양배추	설포라판, 인돌	암 예방
	잎상추	퀘르세틴	알러지염증반응 저하, 오염물질과 흡연으로부터 폐보호
	부추	알릴화합물	암 예방, 콜레스테롤 및 혈압강하
흰색	마늘, 양파	알릴화합물 퀘르세틴	암 예방, 콜레스테롤 및 혈압강하, 뇌와 기관지 종양 저지, 알러지 염증반응 저하

출처: 《과학으로 풀어쓴 식품과 조리원리》

리하는 동안 조리수에 용해되어 손실되며 가열에 의해 파괴되기 때문에 고온 단시간 가열하여 수분 유출과 비타민C 손실을 줄이세요.

우리 식탁에서 김치를 빼놓을 수 없는데요. 김치는 주재료인 배추를 소금에 절여 부재료인 고춧가루, 마늘, 생강, 파, 무 등 여러 양념을 혼합하여 저온 저장하고 숙성시켜 만든 발효 식품입니다. 한국영양학회 이해정 교수가 쓴 〈김장김치-효과 올바르게 알고 먹자〉편에 보면 김치와 김치 유래 유산균을 통해 항산화, 항비만, 혈중 지질 개선 효과, 대장 건강 증진 및 대장암 예방 기능, 면역 기능 개선, 아토피 및 알러지 저하 등의 효과가 보고되었습니다. 한국인의 건강을 책임지는 김치 파워, 이 정도면 정말 훌륭하지요.

하지만 김치 섭취와 고혈압을 연관 짓는 기사들이 많은데요. 사실을 확인해보고자 조사한 Song HJ 등이 〈Asia Pacific Journal of Clinical Nutrition〉에 2017년도에 기고한 논문에 따르면, 김치 등 염장 발효 채소의 섭취가 일반 성인에서 고혈압 위험을 높인다는 근거는 없었고 김치와 같은 발효식품의 염분 농도보다는 체질적 요인(BMI, 성별 등)이 고혈압 위험에 더 큰 영향을 줄 수 있음을 보여주었습니다.

연구진은 김치 속에 나트륨 이외에도 다양한 비타민, 파이토케미컬과 식이섬유 등이 함유되어 있고 특히 유산균과 칼륨이 나트륨을 체외로 배출시키는 역할을 담당하기 때문에 이런 결과가 나왔다고 설명하였습니다. 물론 무엇이든 과하게 먹으면 안 좋다는 것 아시죠? 김치가 몸에 좋다고 무턱대고 많이 먹는 것은 권하지 않습니다.

가지

꼭지가 싱싱하고 돌기가 뾰족한 것이 좋으며, 표면에 흠집이 있거나 꼭지가 떨어진 것은 피합니다. 처음과 끝의 굵기가 거의 비슷하여 크기가 균일하며 모양이 바르고 표면이 매끈하고 살쪄 보이는 것, 흑자색이나 암자색이 선명하고 광택이 있는 것을 고르세요.

당근

고를 때 싹이 나거나 표면이 짓무르거나 물러진 것은 피합니다. 크기와 모양이 균일하며 밝은 선홍색을 띠고 표면이 고르고 매끈하며 검은 빛이 없는 것, 머리부분에 검은 테두리가 적으며 가운데 심이 없는 것을 고릅니다. 흙당근은 종이에 싸서 통풍이 잘되는 서늘한 곳에 보관합니다.

무

갈라짐이나 깨짐이 발생한 불량품은 피하며, 잔뿌리가 적은 것이 좋습니다. 연한 아이보리색과 머리 부분의 연녹색 부분이 선명한 것을 고릅니다. 뿌리 부분은 푸르스름하며 무청이 푸른빛을 띠고, 잘랐을 때 바람이 들지 않은 것을 고르세요.

배추

배추 잎 끝이 시들고 마른 것은 좋지 않으며, 병충해가 있는 것, 이물질이 있는 것을 피해 모양과 크기가 고르고 알 속이 꽉 채워져 있고, 잎이 청결하여 겉잎 버림이 적은 것을 고르세요.

브로컬리

덩어리의 표면이 누렇게 변색되거나 줄기에 구멍이 있는 것은 피합니다. 고유의 색택(녹색)을 유지하며 황화현상이 일어나지 않은 것으로 싱싱한 것을 고릅니다.

양배추

뿌리 절단면이 마르고 상처 부위를 중심으로 누렇게 변색된 것이 아니라 고유의 연녹색이 선명하고 부패, 변질에 의한 썩은 냄새가 없는 것을 고릅니다.

콩나물

콩나물은 대두에 싹을 틔운 것으로 장소나 계절에 관계없이 단시간에 재배할 수 있어 경제적인 식품이며, 발아 과정에서 비타민C를 비롯해 아스파라긴산과 글루탐산 같은 아미노산 함량이 증가합니다. 아스파라긴산은 숙취에 효과적으로 알려져 있으며 알코 섭취 후 체내에 생성되는 아세트알데히드를 줄여주는 작용을 합니다.

콩나물 속 리폭시게네이즈라는 성분은 비린내 성분으로, 콩나물을 데칠 때 뚜껑을 닫아 산소와 접촉을 방지하고 조리수 온도를 높여 이 효소를 불활성화시키는 것이 좋습니다.

해조류 :
아이 낳고 먹는 미역국은 보약!

우리나라의 해조류는 약 400여 종 이상으로 알려져 있으나 식용으로 식탁에 오르는 것은 30~50종입니다. 식이섬유와 미네랄이 풍부해 변비 예방, 혈액순환 개선, 저칼로리 다이어트 식품으로 각광 받습니다. 또한 의약품 원료, 화장품 원료, 바이오에너지, 사료 및 비료, 생물 화학 산업 등 여러 분야의 이용가치도 높습니다.

해조류는 건조 중량 기준 탄수화물이 40~50%로 가장 많고, 종류에 따라 단백질과 식이섬유, 무기질 중 요오드(갑상선호르몬 원료)가 풍부한 것들이 많습니다.

식용으로 쓰이는 해조류를 함유 색소로 분류해 보면, 갈조류인 미역, 다시마, 톳이 있는데요. 갈조류는 푸코잔틴(갈색 색소, 항산화/항비만 효과), 베타카로틴(비타민A 전구체)을 함유하며 생장 환경에 따라 함량이 조금씩 다릅니다. 녹조류(파래, 클로렐라, 매생이 등)는 클로로필(엽록소)이 풍부하여 진한 녹색을 띠고, 미량의 카로티노이드(예 : 루테인, 소량의 베타카로틴 등)도 들어 있습니다. 한편 홍조류인 우뭇가사리와 김 등은 붉은색의 피코에리트린 색소가 풍부해 붉게 보입니다.

해조류 (가식부100g 기준)	단백질 (g)	식이 섬유(g)	칼슘 (mg)	철 (mg)	요오드 (μg)	비타민 A(μg)
미역, 말린 것	20.31	35.6	1109	6.10	29,097	515
다시마, 말린 것	7.4	-	708	6.3	-	48
톳, 생것	1.9	0	157	3.9	-	32
파래, 생것	2.18	2.1	55	4.10	1.26	-
김, 김밥용김, 말린 것	38.46	45.6	184	8.48	3,828	1291
김, 참김, 구운 것	43.3	-	257	18.3	-	1011

출처:《국가표준식품성분표 10개정판》

미역

갈조류에 속하며, 미역국과 각종 찬, 무침 등에 사용합니다. 특히 출산 후 산모에게 미역국을 먹이는 풍습은 오래전부터 전해져 내려왔는데요. 미역국은 대표적인 저칼로리 고영양 식품으로, 산모뿐 아니라 일반인에게도 다양한 건강상 이점을 제공합니다.

미역은 칼슘, 요오드, 철분, 알긴산, 미네랄이 풍부하여 출산 후 체력 회복과 지혈, 자궁 수축, 변비 예방에 도움을 줍니다.

칼슘은 출산으로 인한 뼈 손실을 보충하고, 다량 함유된 요오드는 갑상선호르몬 합성에 필요하며, 자궁 수축과 모유 분비를 돕습니다. 철분은 출산·생리 등으로 잃은 혈액을 보충하고, 빈혈 예방에 도움을 주고요. 알긴산은 장운동을 촉진해 산후 변비를 예방하고 노폐물을 원활하게 배출하며 피를 맑게 하며 혈액순환을 돕습니다. 비타민 A,C,E,K,B군 또한 풍부하여 항산화 및 혈액 형성을 보조하니 이 정도면 미역국을 보약이라 불러도 손색이 없겠지요?

건조 미역을 사용할 경우 물에 담가 불려 사용하는데, 물이 흡수되면 부피가 약 5배 정도 증가하기 때문에 사용량에 주의해야 합니다. 건조 미역은 고유의 줄기 모양을 갖고 부스러지지 않은 것으로 검은색 또는 진녹색을 균일하게 유지하고 변색이 없는 것을 고릅니다.

다시마

다시마는 갈조류며 국물 육수, 조림 등 다양한 요리에 폭넓게 이용됩니다. 마른 다시마 표면의 흰 분말은 만니톨이며 이로 인해 단맛을 냅니다. 고유의 색상인 흑녹색 또는 흑갈색이 양호한 것을 고르며, 색이 붉게 변하거나 잔주름이 가지 않고, 부서지지 않은 두꺼운 것을 고릅니다.

톳

톳은 갈조류로 톳무침, 톳밥, 각종 찬에 사용됩니다. 봄에서 초여름이 제철로 이 시기의 톳이 가장 연하고 맛이 좋습니다. 날로 먹으면 비린 맛이 있어 데친 후 볶아 먹거나 무침, 샐러드, 냉국 등으로도 이용합니다. 햇빛에 장기간 노출될 경우에는 누런 빛으로 변질되므로 이러한 제품은 피하며, 하얗게 곰팡이가 핀 것도 안 됩니다.

파래

파래는 녹조류로 무침, 전, 국 등에 쓰이며 디메틸설파이드라는 성분 때문에 특유의 향이 있습니다. 파래는 겨울이 제철인 식품으로 바다냄새가 나고 잡티나 불순물이 없고 진한 초록색이 나는 것이 신선한 것입니다.

김

김은 김밥, 김구이, 김무침 등으로 많이 섭취하는 한국인들이 사랑

하는 식품입니다. 김의 대부분은 양식으로 생산되며 겨울에 생산되는 김이 맛도 좋고 단백질 함량도 많아 품질이 가장 좋습니다.

김은 홍조류에 속하며 단백질 함량이 100g당 구운 김 기준 43.3g이나 됩니다. 물론 김 한 장의 무게가 2~3g이기 때문에 김으로 단백질을 다 섭취한다는 것은 어렵습니다. 김 단백질은 알라닌, 글루탐산, 발린, 아스파르트산, 류신, 글리신, 아르기닌 등 아미노산이 풍부합니다. 또한 비타민A, 비타민B2, 비타민C가 많이 들어 있습니다.

과일류 :
과일 무조건 몸에 좋은 건 아니다?

과일은 과육 구조와 씨앗의 형태, 그리고 식물학적 특성에 기반하여 식품공전에서 규정한 표준 분류에 따라 몇 가지로 나뉩니다.

인과류는 꽃받침이 발달해 결실한 과일로 꼭지와 배꼽이 서로 반대편에 위치합니다. 대표적으로 감, 모과, 배, 사과, 석류 등입니다. 감귤류는 감귤(금귤 포함), 레몬(라임 포함), 시트론, 오렌지, 유자, 자몽, 탱자 등입니다.

핵과류는 과육 중간에 씨방이 발달해 단단한 핵층이 형성된 것으로 대추, 매실, 복숭아, 산수유, 살구, 앵두, 오미자, 자두, 체리 등이 속합니다.

장과류는 씨방과 꽃이 하나가 되면서 육즙이 많은 육질로 구성된 딸기, 다래, 구기자, 꾸지뽕, 무화과, 베리류, 아로니아, 포도 등입니다.

열대과일류는 생육 온도가 높은 과일로 구아바, 리치, 바나나, 망고, 아보카도, 망고스틴, 파파야, 파인애플, 용과 등입니다.

몸에 좋은 것 먹으라고 말할 때 주로 채소와 과일을 많이 먹으라고 들 하는데요. 엄밀히 말하면 과일은 무조건 많이 섭취하면 안 됩니다. 과다한 과일 섭취는 혈당 상승과 체중 증가를 유발할 수 있으므로 적정량을 지키는 것이 중요합니다. 특히 과일의 당분인 과당 함량과 칼륨 농도가 높기 때문에 혈당 조절이 필요하거나 신장 질환이 있는 경우 주의해야 합니다.

과일류 (가식부100g 기준)	당류 (g)	식이섬유 (g)	마그네슘 (mg)	칼륨 (mg)	비타민 A(μg)	비타민 C(mg)
감, 단감, 생것	10.52	6.4	5	132	7	13.95
귤, 온주밀감, 생것	7.99	1.6	9	101	4	30.69
바나나, 생것	14.40	2.2	32	355	2	6.60
배, 생것	8.30	1.1	6	124	0	2.65
사과, 생것	10.93	2.0	3	111	1	1.32
포도, 레드글로브, 생것	11.42	1.4	5	146	1	1.24

출처: 《국가표준식품성분표 10개정판》

과일주스, 잼, 건과일 등 가공된 과일 제품은 추가 당분이 많고 칼로리도 높아질 위험이 있으므로 식품성분표를 확인하여 당 함량이 적고 실제 과즙 함량이 높은 제품을 선택하는 것이 좋습니다. 소화 기능이 떨어져 있거나 위·장 수술 직후인 환자는 가령 감과 같이 소화에 부담을 줄 수 있는 과일 섭취를 피하는 것이 좋고, 영유아에게는 질식 위험이 있는 과일을 작게 잘라 주는 등 안전에 유의해야 합니다.

감

감은 비타민C와 비타민A 함량이 높습니다. 곶감은 감에 비해 단맛이 4배 이상 증가하며 곶감 표면의 흰색 가루는 당알콜인 만니톨로 설탕의 60%의 단맛을 가집니다. 미숙한 감은 떫은 맛이 나는데요. 떫은 맛을 없애려면 감을 두꺼운 종이에 싸서 10일쯤 방치하면 됩니다.

귤

귤에는 비타민C가 많은데 과육보다 껍질에 4배 정도 많이 함유되어 있습니다. 귤은 익어감에 따라 당분은 많아지고 구연산의 함량은 적어져 단맛이 증가하고 신맛은 감소합니다. 과실의 크기와 모양이 고르며 병충해 피해나 흠집이 없고 신선한 것, 껍질의 색깔(주황색)이 맑고 윤기가 뛰어난 것을 고릅니다.

바나나

바나나는 다른 과일에 비해 열량이 높고 칼륨 함량이 높습니다. 대표적인 후숙 과일로 숙성이 되면서 바나나의 전분이 당분으로 분해되어 단맛이 증가합니다. 껍질에 검은 점이 생겼을 때가 당도가 가장 높은 상태로 단맛이 강합니다. 바나나는 실온에서 보관하는 것이 좋지만 냉동 보관도 괜찮습니다. 익은 바나나를 냉동 보관하면 칼륨, 식이섬유, 마그네슘 등 주요 영양소는 그대로 보존됩니다. 단, 냉장 보관하면 저온 장애로 껍질이 검게 변색되고 단맛은 떨어집니다.

꼭지 부위가 심하게 말라있는 경우는 피하며, 흠집이나 검은색 짓무름이 발생한 것은 고르지 않습니다.

배

배는 과육 중 석세포가 많은데요. 이 석세포가 많으면 과육의 사각거림이나 거친 촉감을 유발하며, 석세포의 양과 크기에 따라 촉감과 맛에 영향을 받습니다. 육류를 재울 때 배즙을 사용하는데 이는 배에 함유된 단백질 분해효소가 육류를 부드럽게 해주기 때문입니다. 전통적으로 한국 소불고기, 갈비, 불고기 등 양념에 배를 갈아넣는 이유는 이러한 연화 효과와 단맛, 풍미를 더하기 위함입니다.

사과

사과의 주성분은 탄수화물이며 사과에 많이 함유된 팩틴질은 잼이나 젤리 제조에 중요한 역할을 합니다. 과육 표면에 멍이 든 제품은 피하며, 과실 모양이 고르고 윤기가 나며 껍질이 두껍거나 쭈글쭈글하지 않은 것을 고릅니다. 수확 후 시간이 오래되어 과육이 마르거나 꼭지가 퇴색된 것, 껍질표면이 기름기가 있는 것처럼 끈끈한 느낌이 드는 것(과실 자체의 노화현상이 일어난 것임)은 피하세요.

포도

포도는 품종과 성숙도에 따라 성분의 차이가 있고 단맛의 주성분은 포도당과 과당이며, 이들은 단당류로 쉽게 소화·흡수되어 체내 에너지 공급과 피로 회복에 도움이 됩니다.

포도에는 레스베라트롤이라는 폴리페놀 계열의 항산화 물질이 있는데 특히 적포도주에 다량 함유됩니다. 레스베라트롤은 강력한 항산화 작용과 더불어 암세포 증식 억제, 암세포 자멸사 유도 등 항암 효과가 과학적으로 보고되었으며, 혈액응고 방지와 심혈관 건강에도 긍정적인 영향을 미칩니다. 다만, 레스베라트롤은 체내 흡수율이 낮고 빠르게 분해되는 단점이 있어 효과 발현에 한계가 있습니다.

유지류 :
좋은 기름 고르는 법

식용유지는 천연유지를 식용에 적합하도록 정제하여 유리지방산, 레시틴, 수분, 색소, 냄새 등을 제거한 것 혹은 여기에 식품 또는 식품 첨가물을 가한 것을 말하며, 식물성유지, 동물성유지, 식용유지 가공품으로 나뉩니다.

식물성유지는 식물의 종자, 열매, 배아 등 유지를 함유한 원료를 식용에 적합하게 처리한 것 혹은 이를 원료로 하여 제조 가공한 것들인데 대표적으로 콩기름, 참기름, 옥수수기름, 미강유, 참기름, 들기름, 올리브유, 포도씨유 등이 있습니다. 콩기름, 옥수수기름, 해바라기유는 다가불포화지방산 함량이 높고 올리브유는 단일 불포화지방산이 높습니다. 이러한 식물성유지는 불포화지방산이 80% 이상이기 때문에 실온에서 액체 상태인 경우가 많지만, 팜유는 포화지방산 함량이 높아 상온에서 반고체 상태입니다.

동물성유지는 버터, 라드, 어유 등인데, 포화지방산 비율이 상대적으로 높아 보통은 고체상으로 존재합니다. 하지만 어유는 불포화도가 높아 상온에서 액체로 존재합니다.

식용유지 가공품은 혼합식용유, 향미유, 가공유지, 쇼트닝, 마가린, 모조치즈, 마요네즈 등입니다.

유지류는 특히 산패에 주의해야 하는데요. 빛이 지방 산화를 촉진시키므로 갈색병 등 빛을 차단하는 병을 사용하고, 산소를 차단하기 위해 뚜껑을 닫고 서늘하고 어두운 곳에 보관하는 것이 좋습니다. 기름을 사용한 후에는 입구 주변에 묻은 기름은 닦고, 사용 후 바로 밀폐해 공기 접촉을 최소화하세요.

한편 정제유란 콩, 해바라기, 옥수수 등을 헥산과 같은 유기용매를 사용해 기름을 녹여 추출하는 화학적 방법으로 나온 기름을 말합니다. 고온 가열 및 화학처리(산 제거, 표백, 탈취 등)를 거쳐 불순물과 냄새를 제거하나, 이 과정에서 유익한 영양소(비타민, 항산화물질 등)도 손실되고 일부 지방산은 산패될 수 있습니다.

압착유는 식물 씨앗이나 열매를 열을 가하지 않거나 낮은 온도에서 압착하여 짜내는 방법으로 제조하는데요. 영양소와 식물 고유의 향, 맛, 항산화 성분이 보존되어 건강에 유익하며, 대표적으로 올리브유 엑스트라버진, 참기름, 들기름 등이 이에 해당하지요.

좋은 기름은 산패가 되지 않은 것, 포화지방산보다는 불포화지방산이 높은 것, GMO 원료를 사용하지 않은 것, 화학적 방법을 사용한 정제유보다는 압착유가 좋습니다. 그런 의미에서 생식용으로는 들기름, 샐러드드레싱 및 볶음용으로는 엑스트라버진 올리브오일을 추천합니다.

유지류 (가식부100g 기준)	총포화 지방산 (g)	총불포화 지방산 (g)	오메가3 지방산 (g)	오메가6 지방산 (g)	총트랜스 지방산 (g)
들기름	7.63	87.47	62.10	13.08	0.41
올리브유	15.73	79.59	0.71	8.19	0.06
참기름	14.65	80.33	0.53	41.62	0.29
콩기름(대두유)	14.62	78.99	6.56	50.73	1.38
버터	48.05	17.80	0.21	1.63	3.09
마가린	51.68	16.44	0.48	4.11	1.78

출처:《국가표준식품성분표 10개정판》

들기름

들기름은 들깨 씨앗을 압착해 제조하는 식물성 기름으로, 한국 요리에서 참기름과 함께 널리 사용되는 대표적인 기름입니다. 들기름은 고소한 향과 풍미가 뛰어날 뿐 아니라, 전체 지방산 중 오메가3 지방산이 압도적으로 높아서 식물성 기름 중 가장 높은 함량을 자랑합니다. 단 들기름과 같은 식물성 기름에 든 오메가3 지방산은 알파리놀렌산이 주성분인데요. 이 알파리놀렌산은 EPA와 DHA로 바뀌는 비율이 약 10~15% 정도밖에 되지 않습니다. 반면 고등어, 연어, 꽁치, 정어리 같은 등푸른생선 지방에서 추출한 동물성 오메가3 지방산은 이미 EPA와 DHA의 형태로 존재해, 체내 전환 과정 없이 바로 생리 활성 효과를 나타내는 것이 들기름과의 차이점입니다.

오메가3 지방산은 혈관 건강에 도움을 주고 혈행 개선, 중성지방 개선, 기억력 개선 등에 도움이 됩니다. 볶지 않고 압착한 생 들기름은 영양소 보존이 뛰어나 오메가3 지방산의 급원으로 추천하지만, 산패가 빠르므로 반드시 냉장 보관해야 하며 2개월 이내에 드셔야 합니다. 들기름은 발연점(연기가 나는 온도)이 낮아 고온에서 조리하면 트랜스지방 등 유해 성분이 생성될 수 있어 무침 등 비가열 요리에 쓰는 것이 좋습니다.

올리브유

올리브유는 올리브 열매에서 추출한 식물성 기름으로, 지중해식 식단에서 강조하는 기름입니다. 올리브유에는 올레산과 폴리페놀, 토코페롤 등의 항산화 성분이 풍부한데요. 이들은 염증을 줄이고 심혈관 건강에 도움이 됩니다.

일반 올리브유는 정제나 열처리 과정을 거치는 경우가 많아 항산화 성분이 줄어들 수 있으나, 엑스트라버진 올리브유는 영양소와 풍미가 가장 뛰어납니다. 조리 시 중간 온도(예 : 볶음)에 적합하며, 고온 튀김에는 발연점이 비교적 낮아 주의가 필요합니다. 샐러드드레싱, 마무리 오일로 사용하면 풍미와 건강 효과를 극대화할 수 있습니다.

참기름

참기름은 참깨를 볶아서 짜낸 식물성 기름으로, 고소한 향과 맛이 특징입니다. 주로 오메가6 지방산 계열의 리놀레산(약 40~45%)과 오메가9 지방산 계열의 올레산(약 40%)이 다량 함유되어 있습니다. 포화지방산 함량은 낮으며, 비타민E와 항산화 물질인 리그난(세사민, 세사몰린, 세사몰)도 풍부합니다. 리그난은 콜레스테롤 저하, 항산화, 항암, 노화 방지, 혈압 조절 등에 효과적인 생리활성 성분입니다.

참기름은 조리 마무리로 사용하면 고소한 풍미를 더하고, 시금치무침과 같은 음식에 사용하면 비타민 흡수율을 높여줍니다. 개봉 후에는 산화를 방지하기 위해 빛과 공기에 노출되지 않게 보관하는 것이 좋습니다.

국산, 통참깨로 만든 것, 액상이 균일하고 이물질이 없으며 짙은 색을 띠고 반투명한 것, 부패, 변질에 의한 썩은 냄새가 없는 것을 고릅니다.

대두유(콩기름)

콩에서 추출한 식물성 식용유를 가리킵니다. 대두유는 불포화지방산이 약 64~83% 정도 함유되어 있으며, 특히 오메가6 지방산인 리놀레산이 약 55%로 높습니다.

발연점은 약 220~250도로, 튀김, 부침, 볶음, 조림 등 다양한 요리에 적합하여 조리 활용도가 큽니다. 가격이 저렴하면서도 범용성이 높아 경제적이고 다양한 요리에 활용 가능하나, GMO콩이 원료인 식용유가 대부분이라 아쉽습니다.

액상이 균일해야 하고, 뚜껑이 열려 있거나 청결하지 못한 것은 피합니다. 투명하고 맑은 노란색을 띠는 것으로 부패, 변질에 의한 산패된 냄새가 없는 것을 고릅니다.

버터

우유에서 추출한 고체형 유제품으로, 유지방 약 80%, 수분 약 15%, 소량의 단백질과 탄수화물을 포함합니다. 100g 기준으로 약 717kcal 정도의 고열량 식품이며, 지방 함량이 매우 높아 체내 흡수율도 97~99%로 높습니다. 버터의 지방은 주로 포화지방산(약 50% 이상)과 단일불포화 지방산, 소량의 다중불포화 지방산으로 구성되어 있으며, 비타민A가 풍부하게 포함되어 있습니다. 또한 비타민D와 칼슘,

마그네슘, 아연 등 미네랄도 들어있습니다. 조리 시에는 파스타, 수프, 볶음 요리에 풍미를 더하거나, 빵에 발라 먹는 등 다양한 식품에 활용되며, 가열해도 영양소 손실이 적은 편입니다.

마가린

마가린은 주로 식물성 기름이나 동물성 지방을 가공하여 만든 버터 대체 식품입니다. 식물성 유지에 수소를 첨가해 고체 상태로 만든 경화유가 주요 성분이며, 유화제, 향료, 색소, 소금 등이 첨가되어 풍미와 질감을 버터와 유사하게 만듭니다. 구성도 버터와 비슷하게 85%의 지방과 15%의 수분을 함유합니다.

가격이 저렴하며 식물성유지로 만들어져 콜레스테롤 함량은 낮으나, 수소화 과정에서 생성되는 트랜스지방이 문제로 제기됩니다. 최근 제품들은 트랜스지방 함량을 최소화한 경향이 있으나, 여전히 오메가6 지방산이 비교적 많아 과다 섭취 시 염증성 질환 위험이 있어 추천하지 않습니다.

장류 :
간장, 고추장, 된장 잘 고르려면?

간장, 된장, 고추장 및 청국장 등 대표적 대두 발효식품인 장류는 예로부터 우리나라 음식에 많이 사용되었는데요. 원료가 되는 콩을 쪄서 메주를 만들고 여기에 소금물을 첨가해 발효시킨 후, 걸러서 얻어지는 메주덩어리를 숙성하면 된장이 되고, 거른 액을 달이면 간장이 됩니다. 청국장은 삶은 콩에 고초균 종균을 접종해 발효시킨 것이고, 고추장은 메주에 고춧가루와 전분질 원료를 혼합하여 숙성시킨 것입니다.

예전에는 집에서 간장, 된장, 고추장 등을 직접 만들어 먹었으나 요즘은 그런 집이 드물고, 시판 제품의 종류가 너무 많아서 고르기 어렵습니다. 핵심은 하나, 시판 제품의 경우 제품 원료명에 쓰인 원재료의 가짓수가 적은 것이 좋다는 것부터 기억하세요.

간장

간장은 짠맛, 신맛, 단맛의 균형을 이루어 독특한 맛을 냅니다. 짠맛은 염분에 의한 것, 맛난 맛은 글루탐산, 아스파라긴산을 통한 것, 신맛은 유기산, 단맛은 당류, 글리세린 및 일부 아미노산에 의한 것입니다.

식품공전에 간장은 '단백질 및 탄수화물이 함유된 원료로 제국하거나 메주를 주원료로 하여 식염수 등을 섞어 발효한 것과 효소분해법 또는 산분해법 등으로 가수분해하여 얻은 여액을 가공한 것'으로 정의합니다. 정의가 참 어렵죠?

분류도 어렵습니다. 전통 메주를 이용한 '한식간장', 콩에 밀·보리를 쉬고 종국균을 띄워 제조한 '양조간장', 탈지대두를 염산으로 분해한 '산분해간장', 콩단백을 효소로 분해한 '효소분해간장', 한식간장·양조간장에 분해간장 등을 섞은 '혼합간장' 등 다섯가지로 분류됩니다.

간장을 잘 고르려면 제일 먼저 산분해간장은 피하는게 좋습니다. 산분해간장은 탈지대두를 염산으로 화학 분해해 만든 간장으로, 이 과정에서 3-모노클로로프로판디올(3-MCPD)라는 발암 가능성이 있는 유해물질이 생성되는데, 이는 동물 실험에서 신장 기능 저하와 생식 능력 감소를 유발하는 것으로 밝혀졌습니다. 산분해간장은 또한 화학첨가물(색소, 감미료 등)이 추가되며, GMO 콩을 사용하는 경우가 많아 추천하지 않습니다.

반면 가장 좋은 것은 원료에 메주(콩), 물, 소금(천일염)만 들어간 것, 즉 전통방식으로 만든 한식 간장을 추천합니다.

된장

식품위생법상 된장은 '콩을 주원료로 하여 식염, 메주를 섞어 발효하여 숙성시킨 것 또는 간장을 담근 다음 짜낸 나머지 부분'을 말합니다. 된장은 다시 한식 된장(전통방법인 삶은 콩과 천일염만 사용하고 메주를 띄워 발효한 된장), 개량식 된장(콩에 쌀, 보리, 밀 등 곡류를 섞고 소금, 황국균을 인공 접종하여 발효한 된장), 조미된장(혹은 속성장: 된장에 식품첨가물을 가한 것) 등으로 분류합니다.

한식 된장을 만들 때는 남향이나 서향 같이 햇볕이 오래 잘 드는 곳에 보관하고, 빗물이나 이물질이 들어가지 않도록 합니다. 장이 숙성되면 냄새가 나기 때문에 환기가 잘 되도록 입구를 종이나 비닐로 완전밀폐해 뚜껑을 덮는 것이 좋습니다. 또 햇빛이 강한 날에는 뚜껑을 열고 4~5시간 정도 두면 변질 예방에 도움이 됩니다.

하지만 요즘은 된장을 집에서 만드는 분들이 거의 없어 시판 제품으로 고르게 되는데요. 간장과 마찬가지로 원료에 콩, 물, 소금(천일염)만 들어간 것, 즉 전통방식으로 만든 한식 된장을 추천합니다. 된장은 이물질이 없고 짙은 황토색이며 부패, 변질에 의한 썩은 냄새가 없는 것을 고르세요.

고추장

고추장은 찹쌀, 보리, 밀 등 전분질에 엿기름을 넣고 삭힌 후 메주가루와 고춧가루를 넣고 소금으로 염도를 조절해 발효시킨 식품입니다. 전분질로 사용되는 찹쌀, 멥쌀, 보리쌀 등 탄수화물의 가수분해로 생성된 당류의 단맛, 콩 단백질이 분해되어 생성된 아미노산의 감칠맛, 고추 캡사이신의 매운맛, 소금의 짠맛이 조화를 이룹니다.

재래식 고추장(전통 고추장)은 메주와 찹쌀풀에 고춧가루, 소금 등을 넣어 자연 발효시키는 방식으로 전통적인 맛과 풍미가 특징입니다.

개량식 고추장은 밀가루나 황국균이 접종된 누룩을 사용하여 발효가 빠르고 대량 생산에 적합한 방식입니다.

조미식 고추장은 첨가물이나 조미료를 많이 사용해 빠르게 제소하는 제품으로 풍미가 균일하지만 전통 고추장과 차이가 있습니다.

재래식 고추장을 잘못 담그면 부글부글 끓고 흰곰팡이가 생기는데요. 엿기름에 전분을 넣어 충분히 오래 달이지 않았거나, 소금 간이 너무 싱겁거나, 혹은 고추장 항아리에 물이 들어간 경우이므로, 곰팡이를 걷어내고 솥에 은근한 불에 달이며 소금을 더 넣으면 먹을 수 있습니다. 단 푸른색이나 검은색 곰팡이는 독소 위험이 있으므로 폐기하는 게 안전합니다. 재래식 고추장은 찹쌀, 고춧가루, 메주, 소금, 엿기름 정도만 들어간 것을 고르세요. 고추장은 윤기 있는 것, 점도 높은 붉은색, 부패, 변질에 의한 썩은 냄새가 없는 것이 좋습니다.

무탈하고 평온한 일상을 누리는 방법

저는 지금 아빠 병간호를 하면서 이 글을 탈고하고 있습니다. 아빠가 염증성 질환으로 입원하셨다가 여러 검사를 통해 갑자기 암 진단을 받으셨기 때문입니다.

환자에게 약을 전달하던 약사에서 환자 가족으로 제 입장이 바뀌었습니다.

저는 영양제와 약에 대한 강의를 하고 글을 쓰는 약사지만, 이렇게 가족에게 갑자기 질병이 닥쳤을 때는 어떻게 대처해야 할지 모르겠더군요.

여태까지 누린 편안한 일상이, 내 주위가 무탈하고 평온했기 때문임을 깊이 깨달았습니다. 나뿐만이 아니라 가족이 건강해야 우리가 늘 지겹다고 생각하던 그 일상도 누릴 수 있는 것이었어요.

평생 잔병치레도 없고 아픈 곳 없던 아빠가 아프게 된 원인을 따져

보니, 결론은 식습관과 생활 습관이 떠올랐습니다. 아빠는 혈압약으로 혈압도 잘 조절하고 있었고 영양제도 잘 챙겨 드셨는데 딱 하나, 저녁 식사 때 즐기던 반주가 문제였어요. 더군다나 아빠가 50년 넘게 직장인으로 살면서 받은 스트레스도 큰 역할을 했다고 봅니다.

매일 매일 어떻게 먹느냐, 혹은 매일 어떤 생활 습관을 챙기느냐에 따라서 앞으로의 건강 수명이 결정됩니다.

이 책에 제시된 다양한 식습관에 대한 것들은 어떻게 보면 뻔하고 작고 사소한 것들입니다. 하지만 매일 지키는 작고 사소한 식습관이나 걷기 등 생활 습관들이 쌓여 일상을 이루고, 이 일상들이 내 삶을 이룹니다.

건강은 자신할 수 있는 것이 아닙니다. 세상일은 앞으로 어떻게 될지 모를 뿐 아니라, 내가 원하지 않아도 일어날 일은 일어난다는 걸 이번에 더 크게 깨달았습니다. 이렇게 불확실한 세상에서 내가 할 수 있는 일이란, 매일매일의 나 자신을 챙겨 스스로의 건강한 시간을 늘리는 일 뿐입니다.

무탈하고 평안한 일상을 누리기 위해 오늘 하루 무엇을 먹고, 어떻게 살지 생각해 보세요.

저뿐 아니라 모든 분들에게 희망(Hope)과 건강(Health)과 행복(Happiness)을 기원합니다.

건강하세요!

참고서적 및 참고 사이트

통계청《2024 고령자통계》2024

통계청《2024 양곡 소비량 조사》2024

보건복지부《2020 한국인 영양소 섭취기준》2020

보건복지부《2020 한국인 영양소 섭취기준 활용》2022

질병관리청《2022 국민건강통계-국민건강영양조사 제9기 1차년도》2022

통계청《2022 생명표》2023

식품의약품안전평가원《약과 음식의 상호작용을 피하는 복약 안내서》2016

농촌진흥청《국가표준식품성분표》제10개정판 2021

식품의약품안전처《한눈에 보는 영양표시 가이드라인》2020

식품의약품안전처《노인 급식관리지침서》2022

식품의약품안전처《건강관리자용 신중년(50-64세)맞춤형 식사관리 안내서》2021

식품의약품안전처 중앙급식관리지원센터《어르신 맞춤형 식사관리 안내서》
2022

한국보건의료연구원《노인을 위한 통합관리 안내서 : 세계보건기구 가이드라인을
중심으로》2022

한국보건의료연구원《노인 건강생활을 위한 가이드라인 개발》2022

한국농촌경제연구원《농업전망 2024》2024

한국지질・동맥경화학회《이상지질혈증 진료지침 5판》2022

한국지질・동맥경화학회《이상지질혈증 FACT SHEET》2022

대한당뇨병학회《2025 당뇨병 진료지침 9판》2025

대한당뇨병학회《당뇨병학회 FACT SHEET》2024

대한고혈압학회《2022 고혈압 진료지침》2022

대한골대사학회《골다공증 및 골다공증 골절 FACT SHEET》 2023

국립암센터 보건복지부《국민 암예방 수칙 실천지침 : 식이편》 2025

국립암센터 대한암예방학회《암예방을 위한 지식교과서 FACT BOOK : 식이영역》 2025

대한영양사협회《임상영양관리지침서 제4판》 2022

한국농수산식품유통공사 식품산업통계정보 뉴스레터 8월 2주《단백질 식품》 2024 보건복지부 한국영양학회《2020 한국인 영양소 섭취기준 활용 2년차 연구》 2022

질병관리청《2024 만성질환 현황과 이슈》 2024

식품의약품안전처《어르신을 위한 함께하는 건강식사 길라잡이》 2015

식품의약품안전처《주요식재료검수도감》 2015

통계청《2025 농림어업총조사 작물도감》 2025

한국농촌경제연구원《해외곡물시장동향》 제14권 제4호 5-6 : 2025

송현주《노인 환자의 영양 평가와 영양 불량의 치료》 대한내과학회 춘계학술발표논문집 88권 1호 43-46 : 2013

정명일《모발 중금속 검사를 통한 디톡스 영양처방》 대한영양제처방학회 추계학술대회 83-93:2024

김양희, 김성보, 김수진, 박승원《저칼로리 저감미도 대체 감미료 시장 및 동향》 식품과학과 산업 9월호 17-28p 2016

문경은 외《대두가공식품의 이소플라본 함량조사》 경기도 보건환경연구원보(요약) 제37권 11p 2024

R. Waziry et al.,《Effect of long-term caloric restriction on DNA methylation measures of biological aging in healthy adults from the CALERIE trial》 Nature Aging volume 3, 248-257p 2023

Humaira Jamshed el al., 《Effectiveness of Early Time-Restricted Eating for Weight Loss, Fat Loss, and Cardiometabolic Health in Adults With Obesity

: A Randomized Clinical Trial》 JAMA Intern Med Sep 1;182(9):953-962 2022

Anna Palomar-Cro et al.,《Dietary circadian rhythms and cardiovascular disease risk in the prospective NutriNet-Sante cohort》 Nature Communications volume 14, Article number : 7899 2023

Yu-Jin Kwon et al., 《Association between dietary sodium, potassium, and the sodium-to-potassium ratio and mortality : A 10-year analysis》 Frontiers in Nutrition 11 November 2022

Mariana Lenharo 《The protein craze : scientists talk supplements and who should take them》 Nature article 06 August 2025

Kenneth H Mertz et al., 《The effect of daily protein supplementation, with or without resistance training for 1 year, on muscle size, strength, and function in healthy older adults : A randomized controlled trial》 Am J Clin Nutr. 2021 Apr 6;113(4):790-800

James Gangwisch 《Refined Carbs May Trigger Insomnia, Finds Study》 American Journal of Clinical Nutrition online Dec 11 2019

American Diabetes Association Professional Practice Committee 《5. Facilitating positive health behaviors and well-being to improve health outcomes : standards of care in diabetes-2024》 Diabetes Care 2024;47(Suppl 1):S77-110

Infante M, Leoni M, Caprio M, Fabbri A. 《Long-term metformin therapy and vitamin B12 deficiency : an association to bear in mind》 World J Diabetes 2021;12:916-31

Hooper L, Summerbell CD, Thompson R, Sills D, Roberts et al. 《Reduced or modified dietary fat for preventing cardiovascular disease》 Cochrane Database Syst Rev 2012:CD002137

Steffi Sonia, Fiastuti Witjaksono, Rahmawati Ridwan 《Effect of cooling of cooked white rice on resistant starch content and glycemic response》Asia Pac J Clin Nutr:2015;24(4):620-5

Song HJ, Park SJ, Jang DJ, Kwon DY, Lee HJ. 《High consumption of salt-fermented vegetables and hypertension risk in adults : a 12-year follow-up study》Asia Pac J Clin Nutr 2017;26(4):698-707

제프리 블랜드 《질병은 없다》 정말중요한 2024

로버트 러프킨 《내가 의대에서 가르친 거짓말들》 정말중요한 2024

후쿠시마 마사쓰구 《아침에는 빵을 먹지 마라》 국일미디어 2023

박현아 《약 없이 건강해지는 식습관 상담소》 위즈덤하우스 2024

임성용 《나를 채우는 한 끼》 책장속북스 2023

민디 펠츠 《갱년기 리셋》 북드림 2024

마크 하이먼 《ADHD 우울증 치매 이렇게 고쳐라》 정말중요한 2023

프랭크 리프먼 외 《50 이후, 건강을 결정하는 7가지 습관》 더퀘스트 2022

윌리엄 리 《먹어서 병을 이기는 법》 흐름출판, 2020

최재왕 《물의 나라》 여름 언덕 2020

아놀드 홍 외 《간헐적 단식? 내가 한번 해보지》 한국경제신문 2019

아놀드 홍, 이영훈 《어서와! 간단키토는 처음이지?》 북드림 2023

이연실 《살 어떻게 뺐어요?》 더블엔 2022

존 맥두걸 《어느 채식 의사의 고백》 사이몬 북스 2014

데이브 아스프리 《최강의 식사》 앵글 북스 2017

상형철 《병원없는 세상, 음식 치료로 만든다》 물병자리 2016

염혜진 《현직 약사가 알려주는 영양제 특강》 더블엔 2023

정희원 《저속노화 식사법》 테이스트 북스 2024

이계호 석혜원 《태초 먹거리》 태초먹거리 2013

권인숙 외 《식사요법을 포함한 임상영양학 2판》 교문사 2022

이주희 외 《과학으로 풀어쓴 식품과 조리원리》 교문사 2014

안미령 외 《메뉴 개발을 위한 조리원리》 지구문화사 2013

김선아 외 《식품학》 한국방송통신대학교출판문화원 2022

대한골대사학회 《골다공증을 알고 계세요?》 2020

더중앙플러스 25.5.21 〈매일 이것에 밥 말아 먹는다, 105세 김형석의 '최애반찬'〉

더중앙플러스 25.7.7 〈15분뒤 떡볶이 맛없어진다, 위고비 없이 절식하는 비법〉

오미넥스트 Kristen Luong 24.11.4 〈나의 건강, 나의 손안에 : 웨어러블 의료기기의 종류와 장단점〉

의료기기뉴스라인 24.7.17 〈웨어러블 의료기기로 열린 미국의 새로운 건강 관리법〉

중앙일보 2019.1.8 〈무심코 먹는 이것, 쌓이면 몸 망치는 독〉

보건복지부 정책브리핑 2025.3.12 〈2023년 치매역학조사 및 실태조사 주요 결과〉

질병관리청 공식블로그 2025.9.30 〈2024 국민건강영양조사결과〉

통계청 2025.1.23 〈2024 양곡소비량조사〉

수산물안전정보서비스 2018.4.25 5.16 6.25 〈수산물 속 중금속 : 카드뮴, 납, 수은〉

식품안전나라 2025.8.28 〈식품의 기준 및 규격 고시전문〉

Diet vs disease 2024. 8.28 〈Is Low Carb Bad For Hypothyroidism?〉

Paloma Health 2023.7.24 〈Low Carb Diets : Why Your Thyroid Needs Carbohydrates〉

Food safety magazine 2025.7.9 〈EWG's 2025 'Dirty Dozen' List of Most Pesticide-Contaminated Produce Uses New Methodology〉

dietandcancerreport.org 2018 《Diet, Nutrition, Physical Activity and Cancer : a Global Perspective : A Summary of the Third Expert Report》

Soy Nutrition Institute 2024.9.9 〈The "New Menopause," Hormone Therapy, and the Role of Soy Foods〉

질병관리청 국가건강정보포털 health.kdca.go.kr

국가발전지표 지표누리 index.go.kr

약학정보원 health.kr

식품의약품안전처 식품안전나라 foodsafetykorea. go.kr

식품의약품안전처 영양지수 프로그램 various.foodsafetykorea.go.kr

건강보험심사평가원 hira.or.kr

농촌진흥청 농식품 올바로 koreanfood.rda.go.kr

네슬레 공식 MNA 홈페이지 mna-elderly.com

한국농수산식품유통공사 식품산업통계정보 atfis.or.kr

국립농산물품질관리원 naqs.go.kr

국가암정보센터 cancer.go.kr

한국보건산업진흥원 국민영양통계 khidi.or.kr

국립수산물품질관리원 수산물안전정보서비스 fsis.go.kr